このグラフは、
薬物でコレステロール値を一定以下にすると
死亡率が上昇することを示しています。

（詳しくは第３章をご覧下さい）

総コレステロール別値と総・死因別死亡率

（J-LIT研究一次予防群 47294 名）

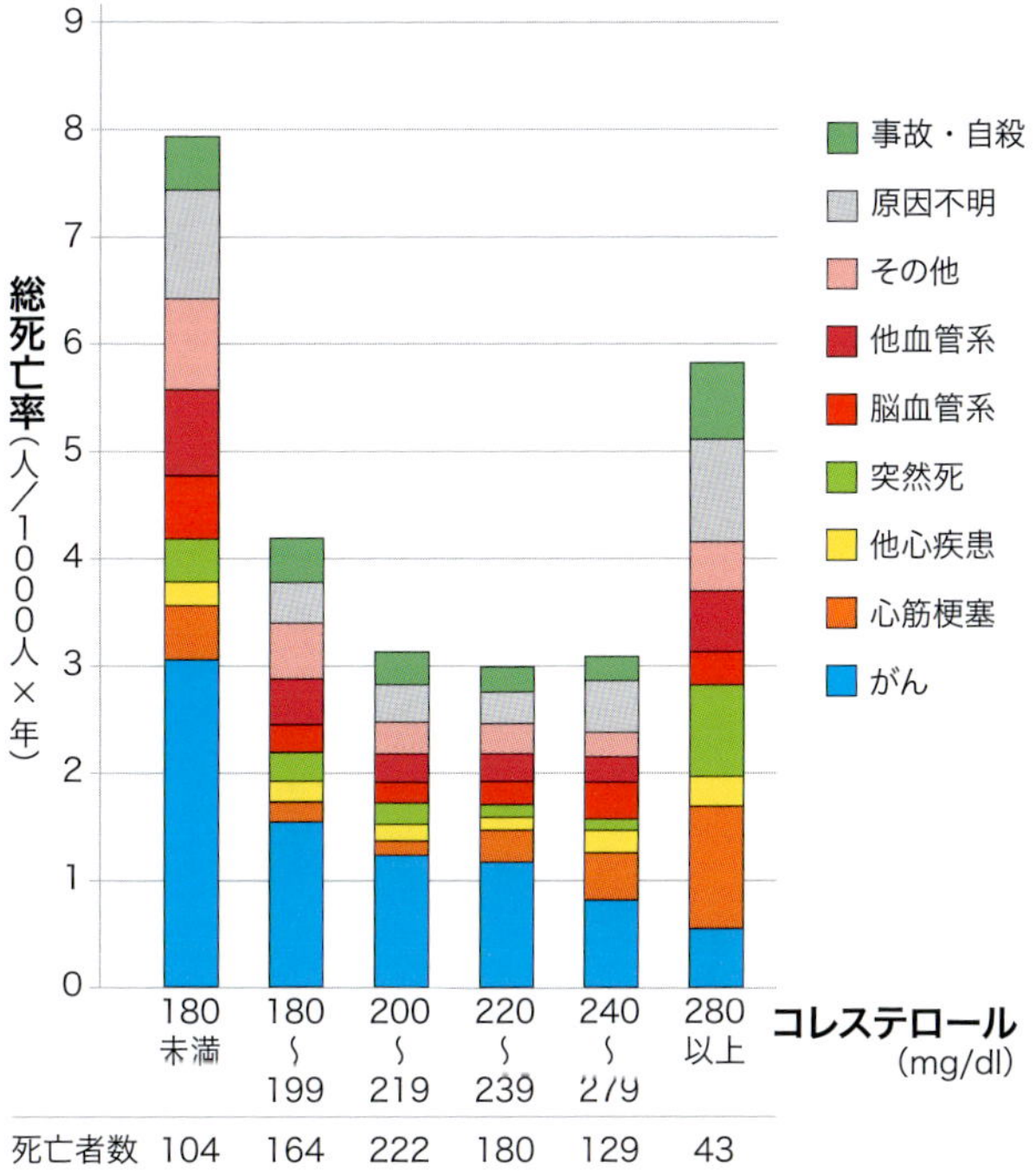

出典：「日経メディカル」2001 年 2 月号

はじめに

今、日本人の健康と生活は大きく脅かされています。

最近では、長生きもさることながら〝健康寿命を延伸すること〟が合言葉となっています。寝たきりや認知症にならず、少しでも長く自立した生涯をピンピンコロリと終えたいという願いです。

しかし残念ながら、現行の健康施策はこれに逆行することばかりです。その責任は為政者のみでなく、学者の的はずれな見解とそれを宣伝しているマスコミにもあることはいうまでもありません。その誤った施策の典型がいわゆる〝メタボ健診〟です。

この健診は21世紀に入り、国民の健康寿命の延伸と医療費の節減を目指して始まったはずでした。しかし、メタボの基準を、それまでの内外の研究を無視し、誤ったデータの解析に基づいて作ってしまいました。その結果、成人の半数以上がメタボの精密検査の対象となってしまったのです。

肥満度の指標であるＢＭＩによると、もっとも長生きする肥満度は24～27ですが、25以上を〝肥満〟として異常扱いするに至りました。年齢を問わずＢＭＩ22が理想かのようなコメントも出されました。これは、高齢者では短命に繋《つな》がり、認知症リスクも高くなる値なのです。

　血清コレステロール値の治療基準も、余命や健康寿命を延伸する観点から見れば低く設定されています。コレステロール値の低いことの害があまり知られていないため、正常値以下になっても延々と投薬されているケースも目立ちます。

　後期高齢期になって健康寿命を延伸させるためには、体内のビタミンＤ、男性・女性ホルモン、副腎皮質ホルモンなどが必須です。これらの原料はコレステロールです。現状では、74歳まで受けるメタボ健診の結果、服用し始めたコレステロール治療薬により、健康寿命を延伸させる生理物質の原料であるコレステロールが空《カラ》にされているのです。

　メタボ健診は医療費の節減を目的としていました。しかし皮肉なことに、健診を義務化した２００８年以降、医療費は激増しています。国民所得の８％を占めていた医療費は11％にはね上がりました。金額にすると、２００８年までは毎年医療費は４０００億〜５０００億円上昇していて、これはひとえに高齢化のためとされていました。しかし２００８年以降は１兆円ずつ増加しています。実は、日本の全国立大学の建造費、人件費、講座研究費などのすべてに対する毎年の国庫からの支出が１兆円なのです。

医療費のみでなく、誤った基準によって強いられる不必要なダイエット、サプリメントの濫用《らんよう》、心理的な不安など、〝メタボ健診〟の弊害は数え切れません。

いま働き方改革が話題となっています。半数以上が該当する〝メタボ健診〟の精密検査のために多くの人々が職場を離れることによる経済的損失も、日本全体では莫大《ばくだい》な額になります。

長年世界のトップグループに位置していた日本の長寿にも陰りが見えてきました。これは、21世紀に入ってからの低栄養化によります。

日本人の摂取熱量（カロリー）は戦後、1970年代の半ばまでは増加していました。それに伴って平均寿命が延び、欧米諸国に追いつくことができました。

しかしそれ以降、摂取熱量は減少の一途をたどりました。20世紀の終わりには1日当たりの摂取熱量が2000キロカロリーを割り込み、2011年にはついに1840キロカロリーにまで低下し、ようやく下げ止まりました。

にわかには信じられないかもしれませんが、この摂取熱量は、日本が飢餓状態であった戦後（1946年）の1903キロカロリーを下回っているのです。東アジアでは、日本を下回っているのは北朝鮮のみで、もともと日本人の摂取熱量は、欧米先進国より1000

キロカロリー近く低く、開発途上国の平均値と一致していました。それがさらに低下しているのです。これではせっかく達成した長寿を脅かす可能性が大きいといえるでしょう。

私は、2000キロカロリーのレベルを割り込んだ前世紀の終わりから、摂取熱量の低下について警告を発し続けてきました。しかし、日本人の食生活は欧米化し、飽食になっていると誤解している多くの日本の学者たちには、あまりピンとこないようでした。そこで国際的な世論を喚起する方がかえって早道と考え、アメリカの学術誌に「日本人の低栄養が将来の長寿を脅かしている」という論文を、2017年1月に発表しました。

奇《く》しくもその翌月、イギリスの学術誌にOECD（経済協力開発機構）各国の2030年の寿命予測が発表されました。男女とも日本のランクは大きく低下するとしています。女性のランクは韓国、フランスに抜かれ3位に、男性のランクは11位まで低下するというのです。平均寿命の年数そのものは、ほとんどの国で延びると予想されていますが、日本の女性に関しては短縮する危険性が高いのです。日本人の栄養の危機に関して、外国の研究者の方が早く気づいているようです。

また、若い女性の〝やせ志向〟の国際比較をした研究がいくつも出されています。欧米諸国と比較しても、アジアの国々と比較しても、若い女性の〝やせ志向〟は日本でもっともエキセントリックであると指摘されています。

この状況を何とかしなければなりません。しかし、日本人の〝やせ志向〟や粗食長寿説信奉は一朝一夕に形成されたものではありません。

ともあれ、長い年月をかけて形成されてきた諸要素を解明することなしには、改善の手立てを確立することは不可能です。

本書は、社会に広がっている誤った健康概念の内容を紹介し、その起源と流行にメスを入れ、正しい知識を理解していただくことを目的にして書きました。

国民の健康・長寿に役立ち、また保険医療費の濫用を防ぐためには、誤った健康観念を矯正し、エビデンスに基づいた指針を樹立しなければなりません。

本書は少なからずの健康問題の専門家が不快に感じるような内容もたくさん含んでいるはずです。しかし、私なりに内外の研究に自身の研究も加え、客観的な根拠を示すように努めたつもりでいます。

本書に批判を持たれる方も含め、フェアな討論を行いながら、正しい道を探索していけることを願っております。筆者の研究に、ご指導・ご支持をいただいた多くの方々、研究にご協力くださった国民の皆さまに深謝いたします。

２０１８年　晩夏

柴田　博

目次

第1章 粗食美談の嘘 —正しい養生法のすすめ—

3　正しい不養生とは何か？

第2章　やせ信奉の起源と流行　―正しい養生法のすすめ―

1　誤った養生法の内容

第3章 〝コレステロールバイ菌説〟の嘘

第4章　高齢社会を元気で生き抜くために

第１章

粗食美談の嘘

—正しい養生法のすすめ—

1　日本はいつから食養生を間違えたのか

ステレオタイプの長寿食

日本人の多くは、外国の人たちと異なる独特の長寿食に対するイメージを持っています。それは、「粗食長寿説」と呼ばれるものです。私たちが1972〜73年に日本全国の百寿者の調査を行った頃は、きわめて少数の人を除き、ほとんどの日本人はこのイメージの虜《とりこ》となっていました。私たちの調査は、この粗食長寿説のイメージが誤っていることを明らかにしたものです。以来半世紀近く、このステレオタイプの粗食長寿説信奉の誤りを主張し続けてきました。

半世紀前と比較すると、私たちが矯正しようと努めてきた粗食長寿説に、ようやく陰りが見え始めたようにも感じられます。しかし、まだ日本人の大部分は信奉者といえるのではないでしょうか。

この粗食長寿説は、日本人の意識のなかに一千余年をかけて醸成されてきたものといえます。しかも、その要因は複雑なものです。一朝一夕に変革できないのはこうした理由からです。その起源と流行に関しては後で述べますが、まずは日本人が長い間育ててきた粗食長寿説の中身を把握しておく必要があるでしょう。

粗食長寿説はときとして成長期の小児にも適用されることがありますが、大筋は成人以降、中年から高齢期の人々への訓告として広まってきました。成長期や働き盛りを終えた年代に入ってからの食養生の心得、とでも呼ぶべきものとして普及していったのです。その内容を整理してみましょう。

まず、身体的活動量の減る中年期以降には、〝腹八分目〟が勧められます。若いときより具体的にどのくらい減らすかを提示するでもなく、禅問答のように〝八分目〟とフィーリングに訴えているところが、非常に日本的といえます。

「年をとったら生臭いものや脂っこいものを避け、淡白なものを食べるように心がけるのがよい」という訓《おし》えもきわめてポピュラーです。

生臭いものを避けるというのは、魚介類を控えめにせよ、ということを暗に意味しています。同じ動物性食品でも、不飽和脂肪酸が多い魚介類は劣化しやすいので、このような訓えになったのでしょう。肉や乳類の摂取がきわめて例外的であった時代に生まれた訓えです。

脂っこいものを避けよ、というのもとくに中高年向けの訓えとなってきました。日本人は元来、脂っこいものを嫌う傾向にありました。戦後から現在までマグロのトロは大人気ですが、江戸時代には賎《いや》しい食べ物とされ、猫さえ見向きもしないといわれていました。赤身の方が高価だったのです。

ここで、ステレオタイプの長寿食の具体的な献立を見ることにしましょう。

- 米は玄米を、七分づきくらいにして1日に3～4合食べる。
- 魚介類はなるべく丸ごと食べられるシラスやメザシのようなものを少し食べる。
- 大豆は味噌《みそ》か豆腐で十分に摂る。
- 緑黄色野菜や根菜をたくさん取り入れ、海藻類やきのこ類も積極的に摂る。

といったところでしょうか。

もっとも特徴的なのは、肉と牛乳などの乳類を、中高年になったらできるだけ遠ざけるよう訓えていることです。成長期の子どもや身体労働の激しい成人には禁止しないが、中高年には必要がない、一種の必要悪のような扱いとなっているのが特徴です。

この粗食長寿説は、人類学や考古学の未熟な時代にでき上がった「日本人は農耕民族なので、欧米人と異なり肉や牛乳は体に合わない」などという誤った観念にも影響されていると思われます。

日本人は米と大豆と菜っ葉を中心とする食生活をしてきたから、昔から長寿であったとする迷信も一掃されてはいません。「和食がヘルシー」というコピーは、そのことも含んだニュアンスで使われていることも多いでしょう。

美味しいものは体に悪い⁉

今から30年ほど前、食品栄養学の権威、故・藤巻正生《ふじまきまさお》氏（元お茶の水女子大学長、東京大学名誉教授）らが食品には3つの機能があることを示しました。1番目は、栄養を摂れるということ、2番目はその美味《おい》しさ、3番目は生理機能を調節したり生活習慣病の一次予防になったりするということです。

注目したいのは、この2番目に提唱された「美味しさ」です。藤巻氏らは、美味しさを味わうことが心身によい影響を与えることを、日本ではじめて提唱したのです。

それまでは、美味しいことと体によいことは矛盾すると考えられていました。かなり昔、中国から「薬食（医食）同源」という諺《ことわざ》が伝わってきました。同時に、「良薬口に苦《にが》し」という諺も伝わってきました。これらがいつ伝わってきたかは定かでありませんが、この2つの諺は、日本人の精神にしっかりと根を下ろして今に至るのです。

食は薬と同じく体に大切なものであるはずなので、「苦い薬が体によいなら、まずい食べ物も体によいはずだ」と考えたのも無理はありません。美味しいものはお祭りや正月のハレの日だけのものであり、それをケの日々にも食べ続けることは食養生の理に反すると考えられたのです。たまに食べるぶんには許されるものの、美味しいものは何か有害なものを含んでいると考えられたのでしょう。三食の食事の摂り方にもそのコンセプトは生きていました。

私の母親は比較的栄養学の知識を持っていました。たとえば、成長期の子どもにタンパク質が重要であることを常日頃から話していました。しかし、朝食に夕べの残りの魚や肉を食べることは「血が腐る」として禁止しました。朝食のタンパク源は、味噌汁とその具の豆腐、あとは納豆で、いずれも大豆製品だったのです。

昨今は、さまざまな美味しさの成分が解明されてきました。カツオなどの魚や肉に多いイノシン酸、昆布やトマトなどに多いグルタミン酸、きのこ類に多いグアニル酸などは、かなり前から旨味成分として明らかにされてきているものです。また最近は、脂肪分も旨味成分であることがわかってきました。

長寿のためによいと勧められてきていた食物には、動物性食品に多いイノシン酸や脂肪などの旨味成分が不足していました。それが、「まずいもの」が体によいという観念を後押ししたのです。

また、第二次世界大戦後は、アメリカから輸入された食品中のコレステロールが成人病の元凶であるとする〝コレステロールバイ菌説〟も影響したのでしょう。美味しいものを毎日のように食べている企業の重役などは、心筋梗塞などに罹《かか》りやすく短命なのではないかという仮説も生まれました。

しかし、その仮説は間違いでした。ある生命保険会社が調査したところ、大企業の重役は、一般国民よりかなり長生きであることが証明されたのです（三原通、塚本宏：日本保険医学会誌 37：229 1975年）。懸念された心筋梗塞による死亡率には差がなく、それ以外の疾病による死亡率は、大企業の重役で有意に低かったのです。

美味しいものを食べる機会に恵まれ、あまり肉体労働をしなくてもよい上流家庭の人々は、ひ弱だという先入観も昔からあります。私は幼少期から活字中毒でしたが、フィクションにしか興味がありませんでした。学校の小さい図書館の小説類は、あっという間に読み尽くしてしまい、やむをえず少女小説にまで手を伸ばしたほどです。少女小説の主人公の多くは上流階級の生まれで美しく、ひ弱に描かれていたのを思い出します。

しかし、長ずるに従い、上流階級出身者がひ弱で短命であるというイメージは、富裕階層の陰謀によるのではないかと疑うようになりました。日本の人口動態統計を見ても、肉体の労作が激しく所得の低い職種の方が、比較的、平均寿命は短いのです。長生きするのは、専門職や企業管理職の従事者だということです。

アメリカの高齢者を見ても、いずれの年代でも黒人の平均寿命は白人より5歳ほど短くなっています。これは人種による遺伝的な差ではなく、経済力や生活環境の差によるものだと思われます。

その社会の発展段階により、社会階層や経済力が健康長寿にどう現れてくるかは変わってきます。かつての日本や途上国では、裕福な階層の人々は太っているために長生きすると相対的に考えられていました。一方、先進国では、裕福な階層は赤身の肉を食べ、スポーツをしてスリムな体型を保ち、そして長生きする。マンガ化すると、低所得層はイタリアならパスタ、アメリカなら脂肪の多い肉とポテトフライでお腹を満たすために肥満して、短命となるのです。

年をとったらカロリーを減らすべきか？

粗食長寿説の第一のテーゼ（命題）は〝腹八分目〟です。これには年をとったら若いときより摂取エネルギーを減らすべし、という内容も含まれています。若いときより活動量が減り、筋肉量も減って基礎代謝も少なくなるので、摂取エネルギーを減らすことは当然といえます。しかし栄養に関する基本的知識が欠如している人の場合、必要以上にカロリーを減らすことで低栄養になり、病気のリスクを高めてしまうことも多いのです。

わが国の高齢者の所得格差が近年大きくなり、ジニ係数（所得格差を測る数値）がOECD諸国でトップ10に入っていることは周知の事実です。しかし、贅沢《ぜいたく》をいわなければ必要な栄養をまかなうだけの経済力を持つ高齢者が多数なのです。

摂食や消化・吸収に支障のある場合を除くと、高齢者の低栄養の最大の原因は食や栄養に関する誤った観念だといえます。当然、その根底には知識不足があります。若いときよりどのくらいカロリーを減らすかに関して、看護師・保健師はいうに及ばず、ときとして管理栄養士も間違った認識をしていることがあるのです。

厚生労働省は2005年から日本人の食事摂取基準を示しています。5年ごとに改定さ

図表1－1　年齢による推定エネルギー必要量の違い
（身体活動レベルが「ふつう」の場合）

推定エネルギー必要量（kcal/ 日）	男性	女性
18 ～ 29 歳	2,650	1,950
70 歳以上	2,200	1,750
算定の基礎となった身長（cm）		
18 ～ 29 歳	170.3	158.0
70 歳以上	160.8	148.0

出典：菱田明、佐々木敏監修、日本人の食事摂取基準 2015 年版 第一出版 2015

れ、現在２０１５年版が出されています。このなかの年齢別の総エネルギー必要量の数値をもとに、年をとってどのくらいのエネルギーを減らすのが妥当かを考えてみましょう。

一般に年をとったら摂取カロリーを減らすべきという思い込みは、**図表１－１**に示したような摂取基準への早とちりによります。18～29歳の頃から70歳になったら男性は４５０キロカロリー、女性は２００キロカロリー減らしてよいと思い込んでいる人が多いのです。しかし、その算定の基礎となっている身長が、男女共、18～29歳より70歳以上で10㎝も低いのです。人間は50年ほど年をとっても、身長は１～２㎝しか縮みません。筋肉量が減って基礎代謝の減った分はカロリーを減らしてもかまいませんが、それは極めてわずかです。活動量が同じなら、若いときと同じくらいのカロリーが必要なのです。

長い歴史のなかで醸成された粗食長寿説と食事摂取基準への浅い理解が相まって、高齢者を低栄養に追い込もうとする圧力が加速しているといえます。

左の**図表1－2**は総エネルギー摂取量のトレンドを示しています。若い世代で摂取量が低下しているのにもかかわらず、70歳以上の高齢世代は平均年齢が上がっているのに総エネルギーの摂取は低下していません。

魚は善、肉は悪か？

粗食長寿説の食事では、同じ動物性食品でも魚介類は善、肉・乳製品は悪とするのが通常です。とくに高齢期に入ってからは、肉・乳製品を控えるように勧められるのが通例です。

ここで、私が経験したある例を紹介したいと思います。１９９０年代の初め、私たちは某有名有料老人ホームの経営団体から、居住している方々の健康な期間を延長するためのプランを作成する目的で、研究助成を受けました。

図表 1-2　わが国における性・年齢別総熱量（Kcal/日）摂取のトレンド

（1995年を 100%としたときの 2008、2015年のパーセンテージ）

	男性			女性		
年次	1995	2008	2015	1995	2008	2015
全年齢	2,270 kcal (100 %)	2,077 kcal (91.5 %)	2,094 kcal (92.3 %)	1,835 kcal (100 %)	1,682 kcal (91.7 %)	1,658 kcal (91.2 %)
1〜6	1,530 (100)	1,346 (88.0)	1,308 (83.3)	1,363 (100)	1,176 (86.3)	1,184 (88.7)
7〜14	2,165 (100)	2,065 (95.4)	2,107 (95.1)	1,931 (100)	1,794 (92.9)	1,811 (94.2)
15〜19	2,589 (100)	2,380 (91.9)	2,367 (97.0)	1,943 (100)	1,781 (91.7)	1,776 (96.6)
20〜29	2,333 (100)	2,134 (91.5)	2,137 (92.6)	1,866 (100)	1,652 (88.5)	1,662 (87.3)
30〜39	2,422 (100)	2,109 (87.8)	2,122 (89.4)	1,895 (100)	1,657 (87.4)	1,651 (87.9)
40〜49	2,370 (100)	2,082 (87.9)	2,156 (89.8)	1,929 (100)	1,721 (89.2)	1,642 (84.7)
50〜59	2,440 (100)	2,201 (90.2)	2,183 (87.9)	1,943 (100)	1,771 (91.1)	1,710 (88.3)
60〜69	2,265 (100)	2,182 (96.3)	2,213 (96.3)	1,809 (100)	1,759 (97.2)	1,719 (96.5)
70+	1,975 (100)	1,962 (99.3)	1,988 (104.1)	1,625 (100)	1,612 (99.0)	1,602 (101.1)

出典：厚生労働省：「国民健康・栄養調査」

この有料老人ホームの入居者は、一般社会の平均よりかなり裕福な人たちでした。しかし驚いたことに、血液検査をしてみると、栄養状態を知るのにもっともよい指標であるアルブミン（タンパク質）値がある地域の同年代の高齢者より低かったのです。食生活を調査してその原因が解明されました。

このホームの入居者はすべて、生活機能の面では完全に自立していました。自室には厨房もあり、自分で調理するのも、ホーム内のレストランで食事をするのも自由でした。朝食は自分で調理、昼食は自分で作ったり外出して食べたりするのが一般的でした。夕食は旅行でもしない限り、ホーム内のレストランで入居者同士が歓談しながら楽しむことが多かったようです。

しかし、レストランの夕食メニューは通常1種類しかなく、週の6日はメインディッシュが白身の魚でした。土曜日のみ鶏のササミが供されるのが常でした。とくに男性の入居者では、肉の日の少ないことへの不満が多かったのです。一方、女性の入居者からは作ってもらえるだけありがたい、すべて美味しいという答えが返ってきました。

このような献立が供されるようになった最大の原因は、粗食長寿説に間違いありません。さらに、マグロやカツオといった赤身の魚まで遠ざけられた理由が、次第にわかってきたのです。

私たちのこの調査の少し前に、アメリカのがん研究財団から予防指針（Food, Nutrition and the Prevention of Cancer : a global perspective）が出されていました。それには、赤身の肉（牛肉、羊肉、豚肉）を1日に80g以上摂らない方がよいとする一項が含まれていました。しかしわが国においては、それが赤身魚にまで拡大解釈されてしまったのです。

当時の日本人の肉の摂取量は、1日70g強でした。年代別の摂取量はまだ示されていない時代でしたが、想定すると、70歳以上の肉摂取量は50gくらいであったと考えられます。

アメリカ人の肉の摂取量は日本人の3倍、1日270gくらいであると私は推定していました。**図表1－3**は、私が国際会議で報告したもので、肉類・乳類・魚介類の供給（消費）量の国際比較です。国民栄養調査などの摂取量のデータは日本にしかないので、国際比較をするときは供給量のデータを用いなければなりません。この際に気をつけるべきなのは、供給量には廃棄される分も含まれるので、5～10％ほど摂取量の数値より高くなることです。この原則を知らないと、日本の摂取量とアメリカの供給量を比較するといった愚を犯すことになってしまいます。

当然ながら、日本の3倍あまり肉を摂っているアメリカでは、過剰摂取の害が現れます。そこで「肉を控えよ」という指針が出されるのですが、恐ろしいことに、それが宣伝コピーのようになり、日本や東南アジアなど元来、肉の不足している国々にも流れ込んでくるのです。

対照的なのは魚介類です。欧米諸国では、魚介類の摂取量の多いフランスでも日本の半分、オランダでは3分の1強、アメリカに至っては3分の1弱しか食べられていないのです。

かつてオランダから、魚介類を1日20g以上摂取している人は認知症になりにくいという報告が出されました。これもまた宣伝コピーとなり日本にも流入し、一知半解《いっちはんかい》の医師や

図表1−3　4ヶ国の1人当たり食品消費量（kg/年）比較
（国際連合農業食糧機関 2003）

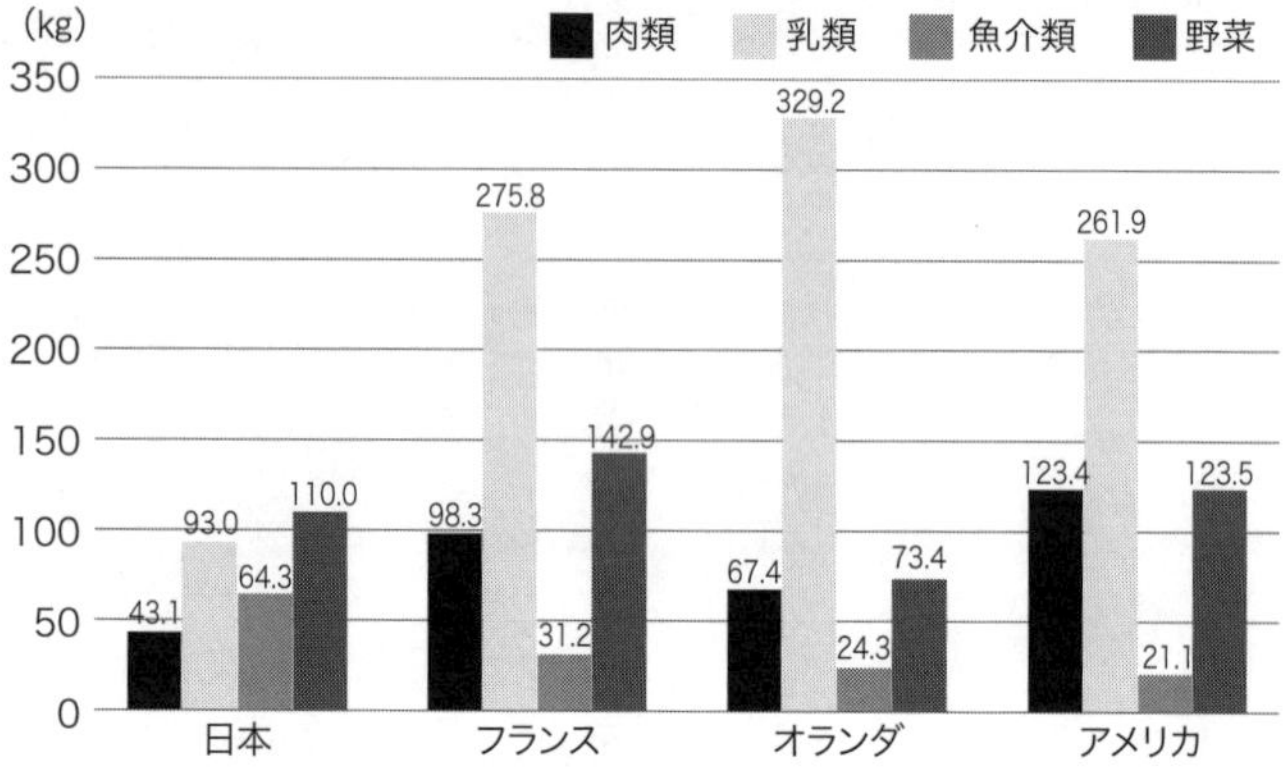

出典：柴田博 長寿社会グローバルインフォメーションジャーナル 2010:14:13

栄養士はこれに魅了されました。肉をやめて魚介類をもっと食べよう、というキャンペーンが張られたのです。

しかし、日本の高齢者は1日平均80g以上の魚介類をすでに摂っており、オランダの論文にある20gのレベルは実に90%の人がクリアしていたのです。さらに魚介類を増やすことで一層、認知症が減るというものではありません。「天井効果」というものがあり、特定の栄養素の果たす予防効果は、一定量で頭打ちとなり、それ以上はいくら摂っても効果は見られなくなります。そのことを知らずに、特定の栄養素を過剰に摂り続けると、予期せぬ害をもたらすこともなります。

魚介類の栄養素を過剰に摂ることの有害

性は、イヌイット（かつてエスキモーと呼ばれていました）によく表れています。かつて欧米の学者により、イヌイットは動脈硬化が少ないと賞賛されたことがあります。彼らは植物の生育しないところで生活しているため、主食は魚介類と海獣（イルカ、ラッコなど）です。海獣は哺乳類ではありますが、魚介類を餌としているので、魚介類に多いEPA（エイコサペンタエン酸）やDHA（ドコサヘキサエン酸）など、いわゆる〝血液サラサラ〟成分をたくさん含んでいます。

これらの魚介類や海獣ばかり食べているイヌイットの血液もサラサラなので、欧米人の第一死因である心筋梗塞の発症は少ないのです。しかし、脳出血や感染症（生食のリスクもあるでしょう）が多発するため、イヌイットは世界有数の短命部族でもあるのです。

認知症は魚介類に含まれている栄養素のみで予防されるわけではありません。日本の高齢者の肉の摂取量は魚介類の3分の2くらいです。肉のアミノ酸から作られるカルニチンは認知症の予防に極めて有力な栄養素であることがわかっています。これらの栄養素の不足に配慮することは、とくに日本の高齢者には大切なことなのです。

コレステロールゼロ作戦は正しいか？

食品栄養学がかなり進歩していますが、時代錯誤的な食品のコマーシャルが氾濫しています。たとえば、コレステロールを全く含まない食品を売り物にするものです。あるマヨネーズ会社の開発部のスタッフから、「マヨネーズの主成分である卵の黄身のコレステロールは多い」ということが喧伝され、売れ行きが鈍っているという話を聞いたことがあります。そこでマヨネーズ会社はさまざまな添加物や調味料を入れてコレステロールの低い商品を開発することに一生懸命でした。

このコレステロールゼロ作戦には、二重の誤りがあります。1つは、コレステロールは生活習慣病の元凶であり、体内に存在する量も限りなく少ない方がよいという〝コレステロールバイ菌説〟に根拠を置いていることです。2つ目は、食物のコレステロールが増えると血中のコレステロールも上昇するという誤解です。このような思い込みの起源と流行、および正しい知識に関しては、後で述べることにしましょう。

良い食品と悪い食品の差別化

食品には体を構成したり、心身の機能を司《つかさど》ったり、美味しさを与えたりなどのさまざまな機能があります。1つでこれらの機能のすべてを発揮できる食品は存在しません。同時に、長い風雪に耐えて食べ続けられてきたものに、有害なものは1つもありません。アミノ酸構成からみると、栄養学的には無用に見えるクラゲでさえ、ウニと和えることによって酒飲みにとっては極上のつまみとなるのです。

しかし世間には、これに反したムードがはびこっています。世のなかには良い食品と悪い食品があり、良い食品はいくら食べても体によく、悪い食品は手にすることさえおぞましい、といった具合です。

特定の食品に過剰な思い入れをすることと、別の食品に過剰な忌避感情を持つことは、裏腹に存在します。これを「フードファディズム」といいます。ファディズム（faddism）とは流行かぶれという意味です。

考えてみると、センセーショナルなことで視聴率を稼いでいる食の健康に関する番組は、フードファディズムに毒されていると思いませんか。赤ワインや緑茶のポリフェノールのみで認知症が予防できるなどという話があるわけがありません。複雑な脳の機能が、単一の微量な栄養素で決まるはずがないのです。このようなフードファディズムは、神に対しても人間の尊厳に対しても冒瀆《ぼうとく》ではないかと思います。

たとえば牛乳は、フードファディズムにおいて悪者にされやすい食品です。ヨーロッパ人は肉が普及するまではさんざん乳類にお世話になったのに、かつてデンマークは、牛乳に多く含まれる飽和脂肪酸の多い食品に「脂肪税」をかけ、消費を抑えようとしたことがありました。結果、国民は隣国のドイツに牛乳を買いに走り、国民の消費量は低下しなかったため、脂肪税の騒ぎは鎮静化しました。

わが国も、こうしたニュースのように、発作的に乳類を悪者にしました。白い食品はすべて体に悪いとするエキセントリックな栄養学者などが、白米、白砂糖、精製された塩とともに牛乳に悪のレッテルを貼ったこともありました。

和食が世界遺産に登録された後、学校給食から牛乳を排除する計画を立てた自治体も現れました。これはさすがに集中砲火を浴び、中止に追い込まれましたが……。

ともあれ、牛乳を敵視する思想は広まりやすいものです。科学的根拠のないように私には思える新谷弘実《しんやひろみ》氏の著書『病気にならない生き方』（2005年）などにより、ただでさえ少ない日本人の牛乳飲用量は角度をつけて低下したのです。

2 肉食のタブーはいつから始まったか？

肉食禁止の歴史

日本における最初の肉食禁止令は、675年、天武天皇によって発布されました。これは朝鮮半島より100年あまり遅れてのことでした。やがて朝鮮半島では、蒙古《もうこ》に支配されている間に肉食タブーは払拭されました。仏教が伝来する前の朝鮮半島には肉食タブーはなく、国家の官位に家畜の名前が使用されていたほどだったのです。牛加＝局長、馬加＝部長、猪（ブタ）加＝課長、狗（イヌ）加＝係長といった具合です。

朝鮮半島では、蒙古の支配が終わっても肉食タブーが再登場することはなく、その後華やかな食肉文化を開花させました。しかし、わが国においては、肉食禁止の思想は次第に強くなり、鎌倉時代に入ると牛乳という用語さえも文献から姿を消しました。肉食禁止の思想と施策は江戸時代にピークを迎え、1871（明治4）年に肉食禁止の令が解かれるまで、1200年にわたり食肉を忌避する思想を醸成し続けたのです。

日本の肉食禁止令は538年に伝来した仏教の影響とされてきました。たしかに、仏教における釈迦《しゃか》の「五戒」の1つに、「不殺生戒（生きものを殺してはいけない）」が含まれています。しかし、インドから中国へ至る仏教伝来の経路であるシルクロードの、いずれの国にも肉食禁止の思想は定着しませんでした。中国においても仏僧の間にしか食肉禁止の思想は普及していません。この思想は道教の影響によるものだとする説もあります。

わが国における肉食禁止令に対する仏教の影響は単純ではありません。

後で述べるように、人類は、260万年の歴史のほとんどを狩猟と採取で食糧を得てきました。農耕を始めたのは約1万年前であり、日本人が本格的に米の栽培を始めたのは紀元前300年のことです。すなわち弥生時代の幕開けの頃なのです。日本人は欧米人と違ってもともと農耕民族であるというのは全く間違いであるといえるでしょう。逆に、欧米諸国より農耕を開始するのが遅かったとするのが現在の人類学の常識です。

この肉食禁止令が出された古代日本は、大和朝廷が統一国家建設のために必死になっていた時代でした。もっともドラマチックな時代の1つであり、歴史学者の関心も高い時代です。統一国家建設のために必要な財政基盤は、狩猟や採取では確保できず、米の生産を振興することが必至だったのです。

つまり仏教を利用して、米の生産のマイナスとなる〝殺生のみを禁止した〟と考えることができます。最初の肉食禁止令は、仏教でいう五禽《ごきん》（牛、馬、犬、鶏、猿の他、諸説あり）

に限られていました。山にいる鹿、猪はどんどん食べてよいことになっており、これは仏教の慈悲の心では説明がつきません。五禽のうち、牛は田畑を耕す、馬は人を乗せて歩く、犬は番犬となる、鶏は時を知らせる、猿は人間に似ている、役に立たない猪や鹿は食べてよいとするご都合主義だったわけです。

生活文化史学者の原田信男氏（国士舘大学教授）は、当時の肉食禁止の期間が4月1日より9月30日までとされていることに注目しました。この期間は「美味しいものや酒を慎み、すみやかに田を作ることに務めよ」とした孝徳天皇の詔（646年）に密接に関連しているとしています。美食を戒める思想が芽生えていたわけです。

時代とともに粗食長寿説は次第に日本人の精神に定着していきました。興味深いことに日本人の体格はそれにともない次第に劣化していきました。男性の身長で見ると、古代に160cm、平安・鎌倉時代には159～163cm、室町・安土桃山時代と江戸時代には157cmとだんだんと小さくなってきているのです。文明開化によって庶民にも肉食が解禁となった明治時代（1910年頃）にようやく162cmに達したのです（篠田達明『日本史有名人の身体測定』KADOKAWA　2016年）。

「養生訓」は国の仕掛けた罠だった⁉

肉食禁止の施策と思想の完成をみたのは、江戸時代です。租税も米で納められていて、米の生産を振興することが幕府の最優先課題でした。そのために切られたカードが士農工商の身分制度と鎖国制度でした。

江戸時代に入るや否や、肉食を抑制するための施策が矢継ぎ早に出されました。1611年（二代将軍秀忠の時代）には、牛肉売買などを禁止するお布令《ふれ》が出されました。続いて1613年にはキリシタン禁止令、1635年には鎖国令が発布されました。

鎖国の目的の1つは「神の下で人間は平等である」とするキリスト教思想が、封建時代の身分制度を堅持する上で邪魔になったということかと思われます。同時に、食肉を重視する海外の食文化が、米本位制度を揺るがす危険を回避する目的もあったであろうと想像されます。

日本の支配階級が、その支配を安定させるために国是としてきた粗食長寿説に、思想的バックボーンを与えたのが貝原益軒《かいばらえきけん》の「養生訓」（1713年）でした。美食・過食の戒めが書かれており、今でも現代語訳が出版されるなど、信奉者が多いのです。

このなかには当時の上級武士や裕福な商人には役立つ指南もありますが、そもそもが低栄養と粗食で短命だった当時の農民や町民に対しては、愚民政策を手助けするための啓発書でしかありませんでした。

「養生訓」には太ると脳卒中になりやすいと書いてありますが、脳卒中を成人病と呼んだ昭和30年代の日本でさえ、脳卒中はやせて血圧の高い中高年に多かったのが事実です。貝原益軒がメッセージを送りたかったのが、社会のどの辺りの人々であるかを窺《うかが》い知ることができます。

日本の長寿地域特定　―近藤正二の功罪―

東北大学の名誉教授であった近藤正二《こんどうしょうじ》氏（1893～1977）は全国各地を訪問調査し、長寿地域の食生をまとめ、日本型長寿食への示唆を与える上で大きな貢献をし、今でも多くの研究者に影響を与えています。

しかし、人口学的な誤りにより、実際には長寿でない地域を長寿地域と規定してしまい、長寿食に関してミスリードする結果となった知見も含まれているのは、まことに残念です。

その典型的な例が、当時の山梨県棡原《ゆずりはら》地区（現上野原市）です。この地区は、1972

年の調査で70歳以上の人口が、全人口の8・15％と全国平均の3倍にのぼったことで、長寿地域であると近藤氏により特定されたのです。

稲作が難しいこの村の人々が主食としていたアワ、ヒエ、大豆などが長寿食とされ、一時は東京駅八重洲口から長寿食を食べるために棡原地区を訪れるバスツアーが人気を博すまでになりました。

しかし、1972年の日本人の平均寿命は70歳をかなり上回っていました。平均寿命が70歳であることは、死亡する人の平均年齢が70歳であることを意味するわけではありません。実際には半数以上の人々は70歳を過ぎても生きているのです。

全人口のなかで70歳の人口の比率が高いという理由だけで長寿地域と発表した近藤氏の指標は、長寿率ではなく実は、過疎率を示しているのです。

私たちが、65歳以上人口のなかの90歳以上の人口を超高齢者率として、1970年代半ばの全国、秋田県、沖縄県、棡原地区を比較したのが**図表1－4**です。

私たちのいう超高齢者率は真の長寿を意味しますが、当時日本一の長寿を誇っていた沖縄県は、全国平均の3倍近い高率でした。短命とされていた秋田県では、超高齢者率は全国平均を大きく下回ります。棡原地区の超高齢者率は全国平均にほぼ一致しています。一方、全人口のなかで70歳人口が占める割合（近藤氏の長寿者率）は、棡原地区は全国の2倍と多いのです。つまり、桐原地区は真の長寿地域ではなく、単なる過疎地域だったのです。

後で述べる世界三大長寿地域にも共通していることですが、戸籍の不備や長寿の定義の間違いなど人口学的な欠陥により、とんでもない結論が導き出されることがあるのです。例としては、老人ホームがたくさんある地域でも平均寿命は上がります。

人口学的なデータの整備は一朝一夕にはできません。第二次世界対戦直後には、平均寿命の短い国ほど百寿者（センテナリアン）が多いとされていました。たとえば平均寿命41歳のボリビアの百寿者は、人口10万当たり73・22人（1950年）でした。一方、平均寿命71・10歳のスウェーデンの百寿者は、人口10万人当たり0・61人（1950年）。平均寿命が圧倒的に低いボリビアの方に、百寿者がスウェーデンの100倍以上もいるという、なんとも馬鹿馬鹿しい統計となっていたのです。

沖縄の平均寿命はなぜ低下したのか？

沖縄が日本に復帰したのは1972年のこと。それまで人口当たりの百寿者の数が、他

図表１−４　“長寿村”檜原地区の日本における位置

長寿指標	全国 (1975)	秋田県 (1975)	沖縄県 (1975)	棡原村 (1977)
超高齢者率	0.92	0.55	2.46	0.90
長寿率	4.86	5.26	7.25	9.38

【注】超高齢化率：90 歳以上人口 /65 歳以上人口（%）
長寿率：65 歳以上人口 / 全年齢人口（%）

出典：松崎俊久・柴田博　老人科診療 1981; 2: 341

県に比較して非常に多いので、戸籍の精度に疑いを持つ学者もいたほどでした。しかし私たちが１９７２～73年にかけ百寿者の調査をしたとき、沖縄の戸籍についても調べましたが、その精度は他県に比較して遜色がありませんでした。沖縄県は人口学のいたずらによる幻の長寿地域ではなく、正真正銘の長寿地域だったのです。

　私たちは、百寿者の調査のみでなく、１９８６年から沖縄県の大宜味村《おおぎみそん》の高齢者を秋田県の南外村《なんがいむら》（現大仙市）の高齢者と比較しつつ、長期追跡する研究をスタートさせました。

　驚いたことにそれまでは、沖縄の長寿要因に関して間違った考え方が多く、その後も同様のことが続きました。しかし２０００年に、沖縄県の男性の平均寿命のランキングは26位にまで低下しました。マスコミは〝26ショック〟と呼びました。

　沖縄の長寿のもっとも大きな要因は、日本全体がまだ肉不足にあえいでいた頃から肉をよく食べ、また脂肪摂取量が全国の平均を1日5gくらい上回っていたことです。冷蔵庫の普及の遅れた沖縄は、腐敗を防ぐためもあって油をよく使っていましたが、その分、食塩摂取量は全国一少なかったのです。

沖縄の食文化は日本の他の地域と大きく異なっていました。それは長期間琉球王国として独立していて、日本の古代から始まった仏教の影響による肉食タブーの洗礼を受けずに済んだからです。沖縄県の人口当たりの寺の数は他県に比較しきわめて少ないし、火葬ではなく土葬、ときに風葬も行われていました。

また、野菜やコンブを食する沖縄の食習慣も長寿に貢献しましたが、副次的と考えるのが妥当でしょう。

沖縄の男性の平均寿命のランキングの低下を、一部の学者とマスコミは「食生活の欧米化のツケが回ってきた」などと解釈していましたが、真実は真逆なのです。

図表1－5に示すように、沖縄の脂肪摂取量が全国の平均を5gくらい上回っていた1980年代は、全国一の長寿を誇っていました。つまり、平均寿命のランキングは脂肪摂取量の低下とともに低下してきたのです。2013年には往時より12g減り、ついに全国平均を2gあまり下回るに至ったのです。

沖縄の死因で全国一多いのは、慢性閉塞性肺疾患と肝疾患、そして自殺です。低栄養と

図表1－5　沖縄県民１日あたりのエネルギーと脂肪摂取の推移

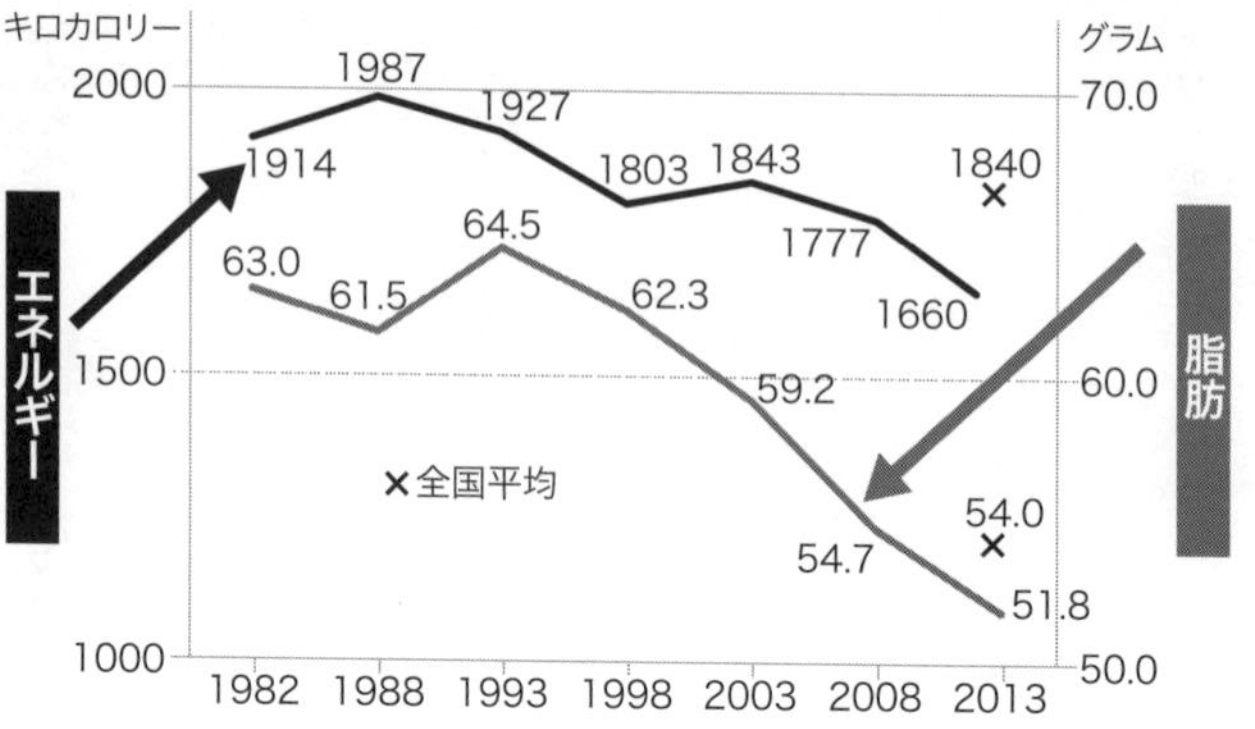

資料：沖縄県民栄養調査
出典：柴田 博　選択　2013年4月号92頁

アルコールやタバコが災いしているといえるでしょう。

世界三大長寿地域の謎
―幻の長寿伝説の崩壊―

人類は長い間、長寿への憧憬を抱き続けてきました。秦の始皇帝は、長寿の秘薬を求めて、家臣の徐福《じょふく》を何回も日本に派遣したことは有名です。

長寿伝説も世界各地で数々生まれました。ウイスキーのオールドパーの商標となっているトーマス・パーは、152歳まで生きたとされ、今もイギリス人の心のなかで脈々と生き続けています。日本でも江戸時代の百姓満平として知られる人物は、194歳まで生きていたとされています。

しかし、このような長寿伝説は、戸籍が整備される先進国では幻であることがわかってきています。一方、開発途上国では戸籍の整備が立ち遅れ、このような長寿伝説が生き続けるのです。まるで「青い鳥さがし」のように、人里離れた桃源郷のような長寿地域があると信じて、その食生活を含むライフスタイルを真似《まね》ようとするのです。

そして、このような桃源郷では、「平均寿命が短いのに百寿者は多い」という不思議な現象が発生するのです。

いうまでもなく、この馬鹿馬鹿しい平均寿命と百寿者率の矛盾は、ひとえに開発途上国の戸籍の不備に起因します。ともあれ、一時期全世界が注目した世界三大長寿地域伝説は、このような背景の下に生まれたのです。この三大長寿地域（南米エクアドルのビルカバンバ、旧ソ連のコーカサス地方、西パキスタンのフンザ）に共通しているのは、120歳を超える長寿者が多数存在することです。これまで老年学者は、私を含め、人間の限界寿命を見定めるために多くの努力を払ってきました。

かつては、ギネスブックに登録された泉重千代《いずみしげちよ》さん（1986年没）の120歳が、限界寿命であろうとされていました。しかし、泉重千代さんの実際の死亡年齢は105歳であったことが判明しました。戸籍の確かな最長寿者は116～117歳であり、このあたりが限界寿命と考えられます。一時期、アメリカなどで盛んだった人間の限界寿命を延伸させようとする研究は、現在ほとんど姿を消しています。

三大長寿地域の1つであるビルカバンバでは、アメリカの調査団が1974年から検証を開始し、幻の長寿地域であることが判明しました。百寿者は1人も存在せず、100歳を超えたとされていた人々の平均は86歳（75〜96歳）でした。70歳以上になると年齢を過大にいうようになる傾向が認められたのです（Mazess RB, Forman SH：J Gerontol：34巻8頁、1979年）。

もう1つの三大長寿地域、コーカサス地方にも高齢を誇張する傾向がありました。長いクリミア戦争からの徴兵逃れもこれを助長したと考えられます。ソビエト連邦に組み入れられてからは、国威発揚のため長寿振興策が取られました。地方官僚は人口学的データを捏造《ねつぞう》し、中央政府の信を得ようと努めたのです。このことは1991年、ソビエト連邦の崩壊に伴い暴露されるに至ったのでした。

学問的には根拠を失った幻の長寿地域が、ときとして幽霊のようにマスコミに登場することが今もなおあります。穀物と野菜と大豆を推奨する粗食長寿説を主張するために、です。

カロリー制限動物実験への妄信

日本人の総摂取エネルギーは20世紀に入ってもあまり増えなかったのですが、戦前も2000キロカロリーあまりは摂っていました。毎日の食事の中の脂肪の摂取が少なく、米と大豆を中心とする食事ではそれくらいが限界だったのです。農業を代表とする肉体労働中心の日本人にはそれでは不足で、感染症を克服することができませんでした。

一方、アメリカでは、20世紀に入ると摂取エネルギーが増加してきて、1930年代には、総エネルギー摂取量を減らし、肥満を予防することが、国家の保健政策の大きな課題となってきました。アメリカ・コーネル大学のマッケイ氏らのカロリー制限の動物実験は、このような社会的要請により開始されました。おおよそのモデル実験は、ケージに飼って好きなだけ食べさせたネズミ（他の小動物の場合もある）＝自由食群より、餌を制限したネズミ＝カロリー制限群の方が長生きしたとするものです。

しかし、この実験には問題がありました。「本を読まず外出もしないケージのなかのネズミを、人間のモデルとしている」ことです。あまりにも人間のライフスタイルとはかけ離れています。最近のアメリカの老化研究所の霊長類を用いた研究では、カロリー制限の有効性を否定しています。

さらなる問題は、日本の知ったかぶりの老年学者が、このモデル実験を日本の高齢者に適用しようとしていることです。カロリー摂取量のもともとの差を知らないためそのような愚行を思いつくのでしょう。

私は20年近く前、アメリカのこの研究の第一人者であるリチャード・ワインドルック氏と、小林博北海道大学名誉教授の司会で、公開討論を行ったことがあります。ワインドルック氏は、「カロリー制限の実験はアメリカ人の摂取カロリーを30％減らすことを示唆している」と述べました。

図表1－6は各国の総エネルギー摂取量の推移を比較しています。私がしばしば指摘してきたように、総エネルギー量が減少傾向を示しているのは、東アジアでは北朝鮮と日本のみです。東南アジアやアフリカの国々も日本を超えつつあるのです。

日本よりアメリカは30％近くエネルギー摂取量が多いので、アメリカのモデル実験は日本並みの摂取量を勧めていることになります。しかし、人間にそれを適用した研究は皆無なのが事実です。もし、日本にその30％制限を適用すると、北朝鮮の摂取量を下回ることになります。その差は23％に過ぎないからです。大元の摂取量の差を知らずに、宣伝コピーのみを鵜呑《うの》みにする恐さがここにあります。

図表1－6　世界各国の総エネルギー供給量（消費量）（Kcal）
1人1日あたりの推移

国＼年	1992	2002	2013
日本	2943	2853	2726
韓国	3001	3081	3334
北朝鮮	2222	2182	2094
中国	2468	2836	3108
香港	3093	3125	3290
台湾	2974	3002	2997
マレーシア	2767	2774	2916
インドネシア	2416	2451	2777
タイ	2271	2630	2784
ベトナム	1923	2360	2745
ブルネイ	2831	2927	2985
ガーナ	2118	2655	3016
ルワンダ	1891	2094	2228
アメリカ	3559	3783	3682
イギリス	3271	3416	3424
フランス	3549	3656	3482

出典：FAOSTAT Food Balance Sheet
(http://www.fao.org/faostat/en/#data/FBS)

森鷗外の大失敗

脚気《かっけ》は正式には多発性神経炎と呼ばれますが、明治時代には結核と並んで二大国民病とされていて、心不全の原因にもなりました。当時は脚気衝心《かっけしょうしん》と呼ばれていました。

私の父方の祖母は、日本で最初の女子大学である、日本女子大の一期生として入学しましたが、脚気のため2年で中退しました。このような人は当時大勢いたと思われます。

実は、この脚気の原因と対策に関する高木兼寛氏と森林太郎氏の対決は、日本医学史上最大の論争の1つとも目されます。高木氏は慈恵医科大学の創立者としてつとに有名であり、森氏の別名が文豪、森鷗外であることはいうまでもありません。

実は、この二人の対決の内容を正しく知っている医学者は多くはありません。世間一般には、海軍の軍医総監であった高木氏は、兵士に玄米を提供し、脚気の予防に成功し、陸軍の軍医総監であった森は、白米を提供し続け、予防に失敗したと伝わっています。医学者の平均的認識もこれと大差ありません。

実は、事の本質はかなり異なっていました。それがこのような形に戯画化されてしまった背景に、粗食長寿説があるというのが私の実感です。

高木氏が着目したのは、タンパク質でした。練習艦が航海に出てホノルルに到着するまでに多数の脚気患者が発生し、死亡者も出ました。しかし、ホノルルに到着してからは患者も治り、新しい脚気の発生がなかったのです。

ホノルル到着前後で食事のタンパク質に含まれる窒素（N）と炭水化物に含まれる炭素（C）の比に大きな差があって、ホノルルに着く前の食事はNとCの比が、1対20〜28、ホノルル到着後の比は1対11〜16でした。

食事のNとCの比を1対15よりNを多くすると脚気は予防できるとして、肉と麦飯（あるいはパン）を提供し、見事に脚気を克服したのです。一方の森氏は、脚気は細菌による感染であると考え、白米を提供し続けました。そのため、陸軍の脚気が減ることはありませんでした。

森林太郎はベルリン（後のフンボルト）大学に学び、ドイツ医学を学びました。

一方、高木氏はロンドンのセントルイス病院医学校に留学して、イギリス医学を学んだのです。この学校のジョン・スノー氏が、コレラの感染源が水源の井戸水にあることを疫学的方法で突き止め、コレラの流行を鎮静させたことはよく知られています。ロベルト・コッホ氏がコレラ菌を発見する20年前のことです。

脚気を予防するビタミンB1が発見される30年あまり前に高木氏は、脚気をジョン・スノー氏と同じように疫学的手法を用いて予防することに成功したのです。後に高木氏の提供した洋食にはビタミンB1が極めて多いことが検証されました。

玄米の話はこれとは別です。オランダのクリスティアーン・エイクマン氏が、植民地ジャワの住民が、白米を食べると脚気になることに気づいて、鶏を用いて実験を行いました。白米を与えると脚気様の多発性神経炎となり、玄米を与えるか白米に米糠《こめぬか》を加えると治るという結果を得ました。白米には毒があり、米糠はそれを中和すると考えたのです。

洋食を提供した高木氏の業績は隠蔽され、エイクマン氏の玄米の業績が高木氏のものとされてしまったのには理由があります。わが国のマジョリティを占める粗食長寿説信奉者にとって、「肉食が脚気を予防した」という事実は不都合であったため、話がすり替えられてしまったものと考えられます。

3　正しい不養生とは何か？

本来、人間は肉食である

人類学や考古学の研究が進むにつれ、人間は、本来肉食であることがわかってきました。ドングリなどの木の実や果物も食べてきたので、ライオンのように純粋な肉食ではありませんが、これらの食物は肉を補うものであったと解釈した方がよいと思われます。

人類の祖先である猿人が肉を食べ始めたのは250万〜260万年前と考えられていいます。狩猟を始めたのは40万年くらい前とされています。

魚介類を食べるようになったのは、これより遅く7万〜13万年前でした。しかも、海岸に近いか、大きな河川に近いところに限定されていました。わが国のように四方を海に囲まれていた国は、例外的に魚介類の摂取量は多かったのですが、それは後のことであり、まだこの頃の日本に定住した人類がいた証拠はみつかっていません。

10万年くらい前になると、人類は穀物を食べ始めました。トウモロコシをすりつぶすなどして食べた跡が、アフリカのモザンビークの洞窟遺跡で発見されています。

このような狩猟と採取の歴史は圧倒的に長いものでした。牧畜や農耕が始まったのはほんの1万年前なのです。人口増加に対応し、狩猟や採取だけでは不足していた食料を補うための手立てであったと考えられます。

ここで注意していただきたいのは、農業が始まる前に食べられた植物性食品は、木の実や果物に限定されていたことです。植物は、動物と違って移動して敵から身を守ることができません。そこで体に毒を持つか、鎧《よろい》をまとって身を守るという方法を取ったのです。たとえば、バラのトゲは強力な鎧の1つです。このような植物を品種改良して食物にするようになったのは、農耕が始まってからのことです。

よく、欧米人は肉を主食にしてきたが、日本人は農耕民族なので穀物や野菜を食べてきたと主張する人がいます。しかしこれは全く事実に反しているのです。

日本人が本格的に米を作り始めたのは、紀元前300年頃のことで、これが弥生時代の幕開けということになります。それ以前は縄文時代であり、もっぱら狩猟と採取に明け暮れていたのです。

興味深いのは牛乳です。

「日本書紀」にある「牛酒」が、日本における乳に関する最初の記述ではないか、という説があります。東征の神武天皇に対し、土地の豪族が乳酒をふるまって油断させたとあります。もしこれが本当なら、神武元年は紀元前660年であるので、米作が開始されるより300年以上も早く、乳は登場していたことになるのです。

飛鳥時代には、遣唐使によって朝鮮半島から乳文化が伝わりました。「大宝律令」には牛を飼育し乳を生産するため「乳牛院」を設置したという記述があります。乳を放置すると表面に浮いてくる酥《そ》、それを固めて加熱した醍醐《だいご》はチーズのようなものですが、当時、滋養の高い食べ物として重用されました。しかし西暦1000年頃から乳文化はぷつりと切れてしまいます。


人類が本質的には肉食であるという根拠を述べましょう。まず、人類はアフリカのサバンナで発祥したと考えられています。やがて人類は、アフリカを出て世界に散っていきました。興味深いのは、人類が草木の生えないグリーンランド、北カナダ、アラスカ、シベリアにまでも移住したことです。

人類は本質的に肉食であるからこそ、このような移住が可能だったのです。そのような場所に移動した人類が、特殊な遺伝子を持っていたわけではありません。

4万～5万年前、氷河を渡ってナウマン象やマンモスを追いかけて、日本にも大陸から人類が移住してきました。日本人を農耕民族としたがる人々の期待を裏切るような話ですが、日本人は欧米人と比べて、1つの場所に定住して農耕を始めたのは実は遅かったのです。これが今日の人類学者と食文化の専門家の共通認識なのです。

人間が肉食である決定的な証拠は、人間は体に必要なアミノ酸の半分近くを自分で作れないことです。タンパク質は人間の体の仕組みと機能を司る上で、もっとも大切な栄養素です。体のなかの10万種類以上のタンパク質は、わずか20種類のアミノ酸という極小単位の組み合わせによりできています。食物から摂られたタンパク質は、このアミノ酸という単位にまで消化され分解されます。このアミノ酸が体内でタンパク質に再合成されるのです。

人間はこの20種類のアミノ酸のうち、9種類を自ら作り出すことができず、食物から摂らなければなりません。この9種類のアミノ酸は必須アミノ酸と呼ばれています。

草食動物である牛や羊は草を食べて、この必須アミノ酸を体内で作り出します。しかし肉食である人間は、草食動物の作った必須アミノ酸をいただくしかないわけです。食物連鎖の法則です。

以上のような点を考慮し、その食品が人間にとってどのくらい重要で安全であるかを評価したのが、アミノ酸スコアです（図表1-7）。このアミノ酸スコアの根拠を説明するのに、桶《おけ》理論と型紙理論がありますが、今回は型紙理論にしたがって説明しようと思いま

図表1－7　主要食品のアミノ酸スコア

食品名	アミノ酸スコア
鶏卵	100
牛乳	100
プロセスチーズ	91
アジ	100
イカ	71
エビ	84
牛肉（サーロイン）	100
豚肉（ロース）	100
鶏肉（むね）	100
大豆（全粒）	86
もめん豆腐	82
精白米	65
小麦粉	44
ほうれんそう	50
トマト	48

出典：国連食糧農業機関（FAO）、世界保健機関（WHO）1973

す。

食物を洋服の布地にたとえると、その布地の形は、型紙に合っているほど、余計な余り生地が少なくて済みます。この型紙というのは、つまり人間に合ったアミノ酸バランスのことです。

アミノ酸スコア１００は、いわば、その布地がきっちりと型紙に合っていることを示します。アミノ酸スコア65の精白米では、１００gのタンパク質を摂っても、35gは端切れとして使えないで残ることを意味します。この使えないで残ったタンパク質は代謝・排泄する必要があるため、その量が多くなると体に大きな負担がかかることになります。老化も動脈硬化もがん化も、これらの負担によりリスクが高まるとされています。とくに臓器の予備力の低下した高齢者は、アミノ酸スコアの低い食品を摂ることは、体にとって不利になるといえます。

第3章で詳しく述べますが、人間は、食事中のコレステロールをいくら増やしても、血中のコレステロール値は一定以上上昇しないことがわかっています。これも、肉食動物の特徴の1つです。ウサギなどの草食動物は、コレステロールの少ない植物から体に必要なコレステロールを摂る必要があり、吸収が制限されません。一方、肉食動物は、一定量以上コレステロールを吸収しないよう、バリアが働いているのです。

人間にも、ライオンなどと同じようにこのバリアが存在することは、肉食であることの証《あかし》なのです。

肉食が寿命革命をもたらした!

人間の遺伝子は4万〜5万年前から大きく変わっていないとされています。日本人の先祖がナウマン象やマンモスを追って、氷河を渡って大陸からやってきた頃からのことです。この説に従うと、人間は4万〜5万年前から、少数ではあっても百寿者は存在したと考えられます。旧約聖書では、地上に住む人間の限界寿命は、100歳くらいとしています。出エジプト、十戒で名高いモーゼは、120歳まで生きたとされているほどです。

遺伝子としては100歳くらいまで生きる能力を持つ人間ですが、平均寿命が50歳の壁を破る民族（国民）が現れたのは、わずか100年あまり前のことなのです。人類は長い間低栄養に苦しめられ、遺伝子の能力を発現させるに至らなかったからです。

19世紀の終わりから20世紀の初めにかけ、平均寿命50歳の壁を突破した欧米先進国の人々の遺伝子が、そうではない国々の人々ととくに違っていたわけではありません。産業革命により家畜の飼料の大量生産と品種改良により、食肉が普及した国の順番に寿命革命が起こったに過ぎません。

図表1−8は19世紀の終わり頃の欧米諸国と日本の、年間1人当たりの食肉消費（供給）量を表しています。先に説明したように、供給量には食べ残して棄《す》てられた分も入っているので、摂取量より数値は少し高くなります。

図表1−8　世界の年間1人当たり食肉消費（供給）量（kg）（1890年）

オーストラリア	111.6
アメリカ	54.4
イギリス	47.6
スウェーデンおよびノルウェー	39.5
ベルギーおよびオランダ	31.3
オーストリア	29.0
スペイン	22.2
プロシア	21.8
イタリア	10.4
日本	3.0

資料：英国統計協会統計資料　1890年
出典：伊藤記念財団：『日本食肉文化史』1991

興味深いことに、平均寿命50歳の壁を突破した順番は、この肉の供給量の順番に一致していました。ニュージーランドはオーストラリアとともにもっとも早く、この長寿革命を達成しました。この表に示されてはいませんが、ニュージーランドの肉の供給量は、オーストラリアとほとんど等しいのです。ヨーロッパ諸国のなかでも、スペイン、プロシア、イタリアのように食肉の普及の遅れた国々の長寿革命は、やはり少し遅れをとったのです。

この時代の主要な死因は、感染症でした。肉食により免疫力が向上し、感染症を克服した国から順に、長寿革命を達成していったのです。表からわかるように、当時の日本の食肉供給量は年間1人当たり3kgで、オーストラリアの37分の1、アメリカの18分の1でした。この当時の日本人の平均寿命は30歳代の後半に低迷していて、世界のランキングの50番目くらいでした。感染症の克服には、ほど遠い状態にあったのです。

日本人の平均寿命が男女とも50歳を超えたのは、戦後の1947年のことであり、欧米先進国に半世紀の遅れをとりました。しかも、この時点でなお、感染症である結核が、国民死因の首位を占めていて、それは1951年、脳血管疾患にとって代わられるまで続いたのです。

しかし現在も日本人の長寿に関して、いわれなきナルシズムが跋扈《ばっこ》しています。その最たるものは、日本人は外国人と比較し、長寿遺伝子を持っているとするものです。これももちろん間違いです。

これまでの説明で明らかなように、日本人は昔から長寿であったとする説も迷信の1つに過ぎません。ある時期に限定された和食に、ノスタルジアを感じるのもその名残です。日本人は少なくとも第二次世界大戦敗戦までは、典型的な短命国だったことを忘れてはいけません。世界でトップレベルの平均寿命を獲得し、国民皆保険制度と衛生環境が整い、高齢化率も世界一となったから、日本は高齢化問題のフロントランナーであるとする自惚《うぬぼ》れも、過去の長寿への錯覚と似たようなものです。

脂肪摂取量の多い人は長生きだった！　―世界18ヶ国のデータ―

ヘルシーな食物というと、かつて人々の描くイメージはさまざまなものでした。しかし最近では、脂肪分の少ない食事を思い描く人が圧倒的に多くなりました。

本来的な粗食長寿説も、生臭いものや脂っこいものを避けることを含んでおり、脂肪分を控えるよう訓《さと》しています。しかし今日のように脂肪を気にするムードを作ったのは、前述のように、アメリカから輸入したコピーです。

私が医者になったのは１９６６年ですが、その頃の日本人の脂肪摂取量は、50ｇ未満であり、脂肪分の少ない食事を摂っている人にこそ脳卒中が多い時代でした。

一方アメリカは、日本の倍以上の脂肪を摂り、脂肪摂取量を減らすことに懸命でした。医学論文にも、脂肪摂取量が多くなると心筋梗塞などの動脈硬化性疾患や大腸がんが多くなるというデータが氾濫していました。

これがやせ信奉のブームと相まって、低カロリー・低脂肪食を志向するコピーがアメリカから流入してきました。日本の健康に関するコンセプトは、日本のニーズではなく、アメリカからのコピーにより形成されていたのです。ある内科教授は、牛乳はよい食品だけれども脂肪が多いのが欠点なので、低脂肪の牛乳にすることを勧めていました。日本人の

3倍も牛乳を飲み、大量のバターをパンに塗って食べて、脂肪摂取量が日本人の倍以上のアメリカからのコピーを無批判に受け入れていたのです。

しかし、1980年代に入ると、少し発想が変わってきました。食事中の脂肪も血中のコレステロールも、各々の任意の疾患との関係で見るのではなく、総死亡率との関係で見るという発想が生まれてきたのです。

総死亡率とは、死因となるすべての疾患や事故による死亡を総合した死亡率のことです。寿命は、この総死亡率を裏側からみたものです。総死亡率が上がれば寿命が縮み、下がれば延びるという関係にあります。

すなわち、1980年代に入ってからは、食物中の脂肪や血中コレステロールを、寿命との関係で見るようになったのです。もちろん、この寿命は総死亡率から計算されたものです。

2017年の終わりに脂肪摂取と寿命に関する画期的な論文が発表されました。この年の世界でもっとも注目された論文と評価している国際機関もあります。**図表1-9**にそのエッセンスの一部を示します。世界18ヶ国の30~70歳の13万5335名を7・5年間追跡調査した結果です。この図は、脂肪摂取量の総熱量に占める割合が高いほど総死亡率が低くなることを示しています。図表は省略しますが、炭水化物はこれと真逆で、総熱量に占

図表1–9　総熱量中の脂肪熱量(%)の5分位別総死亡比
(全世界18ヶ国 30〜70歳 135,335 名を 7.5年間追跡調査)

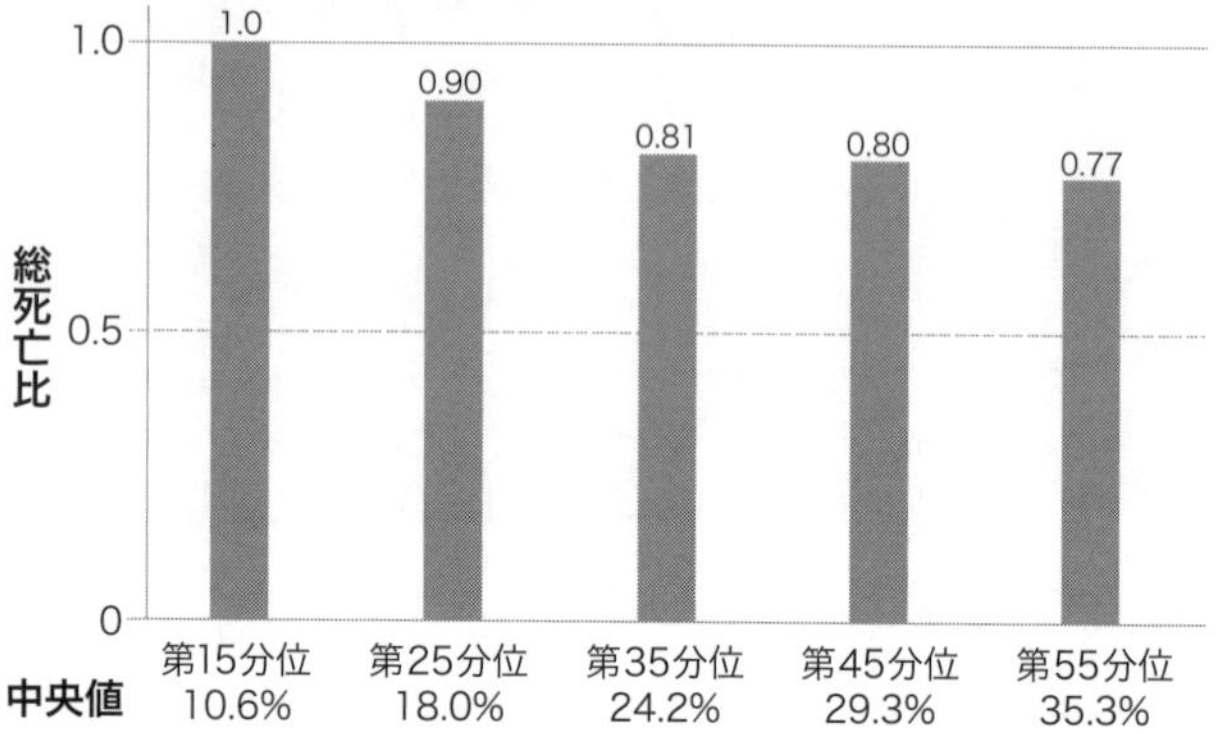

出典　Dehgham M et al www.the lancet 2017;390: 2050

める割合が多くなるにつれ総死亡率は高くなっています。タンパク質も少ないと総死亡率が高くなりますが、脂肪との関係ほどクリアではありません。

循環器疾患に対する脂肪の種類の関係も分析しています。飽和脂肪酸が多いほど脳卒中死亡率は低くなります。戦後、乳類や肉の摂取量が増えるにつれ脳卒中死亡率が減少した経験を持つ日本人にはよく理解できます。飽和脂肪酸が多いと心筋梗塞死亡率が上がるという結果は、この論文ではみられていません。

この論文では、総熱量に占める脂肪熱量の割合が35％以上でもっとも総死亡率は低くなっています。長寿で名高いハワイの日系人は30％、男女とも世界一の長寿を誇っている香港は38％であることと照らし合わせると、むべなるかなと思われます。

現在日本人の脂肪熱量の割合は25%です。これが安全の上限であるとする考え方は捨てるべきです。先に述べたように、脂肪摂取量が減少するにつれ、県別の寿命のランキングを下げてしまった沖縄県の轍《てつ》を踏んではなりません。

百寿者の食生活とは?

私は、1965年に医学部を卒業し、1年のインターンを経て6年間、東京大学第4内科に籍を置きました。臨床研修のかたわら、循環器疾患の疫学研究グループに属しました。この研究グループは、毎年山梨県白州町(現北杜市)での調査を行い、脳血管疾患の原因を究明する研究も行っていました。

この研究を通じて、内科の教科書に書いてある欧米人と異なり、日本人の場合、肉や乳製品をあまり食べず、米と食塩に偏った食生活をしていると脳血管疾患になりやすいことを感じていました。

一方では、長く染み込んだ粗食長寿説の影響は強く、長寿者は、七分づきの米を食べ菜っ菜と大豆をよく食べているだろうというステレオタイプの先入観に支配され続けていました。しかし、やがてこのような先入観を、完膚《かんぷ》なきまでに叩《たた》きつぶされる体験をすることとなったのです。

1972年に、私は、板橋に新しくできた東京都立の老人病院（現在の東京都健康長寿医療センター病院）に赴任しました。世界で最初の老年学の研究機関である東京都老人総合研究所も同時に設立されました。

日本全体が、老化や老人問題の研究を手探りで開始した時期でした。研究所のグループは、ハンガリー以外ではまだ試みられていなかった百寿者の調査を行うことを企画し、私もそれに加わりました。

老人福祉法の制定された1963年には、日本の百寿者はわずか153名しかいませんでした。現在は7万人近くいて（2017年の調査では約6万7000人）、まさに今昔の感があります。

この百寿者の研究が始まった1972年の秋、百寿者の多い沖縄が日本に復帰しましたが、全国の百寿者は405名に過ぎませんでした。このなかの117名を2年がかりで、1日に2件ずつ家庭訪問し、総合的な調査を行うことになりました。

調査チームは内科医師とその助手、精神科医師か心理士、社会学者、栄養学者の計5名

図表1-10　センテナリアンの総熱量に占めるタンパク質エネルギーの割合

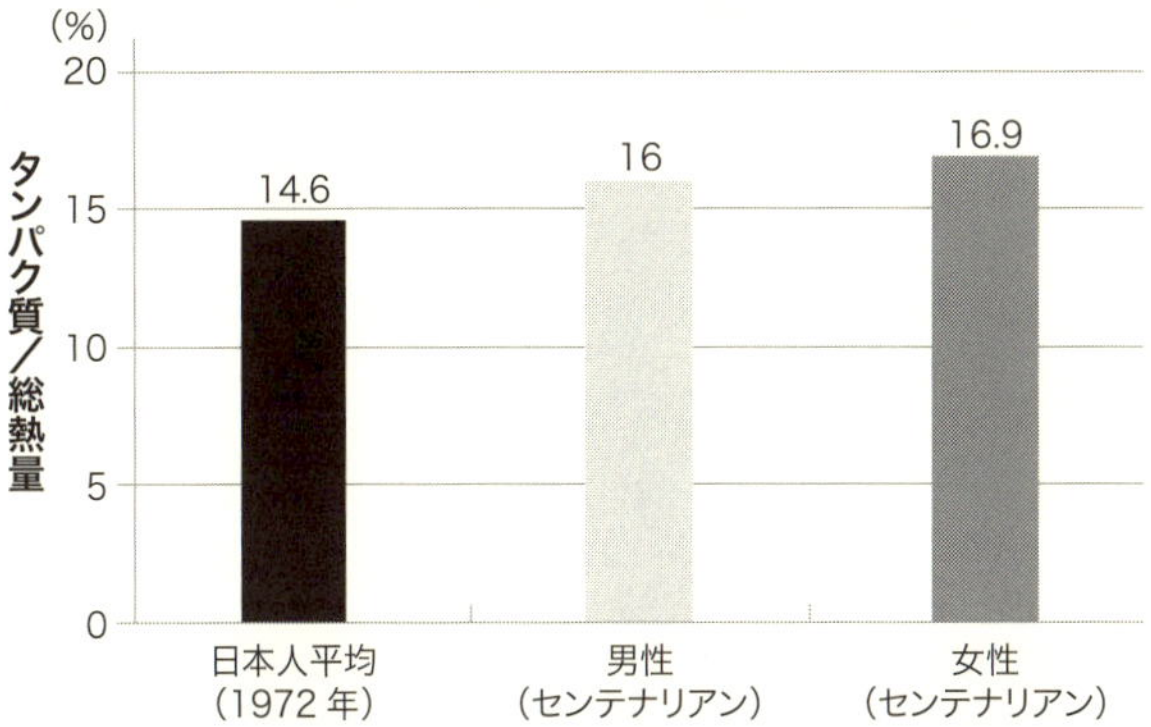

出典：Shibata H et al: Nutr Health 1992;8: 165

図表1-11　センテナリアンの総タンパク質に占める動物性タンパク質の割合

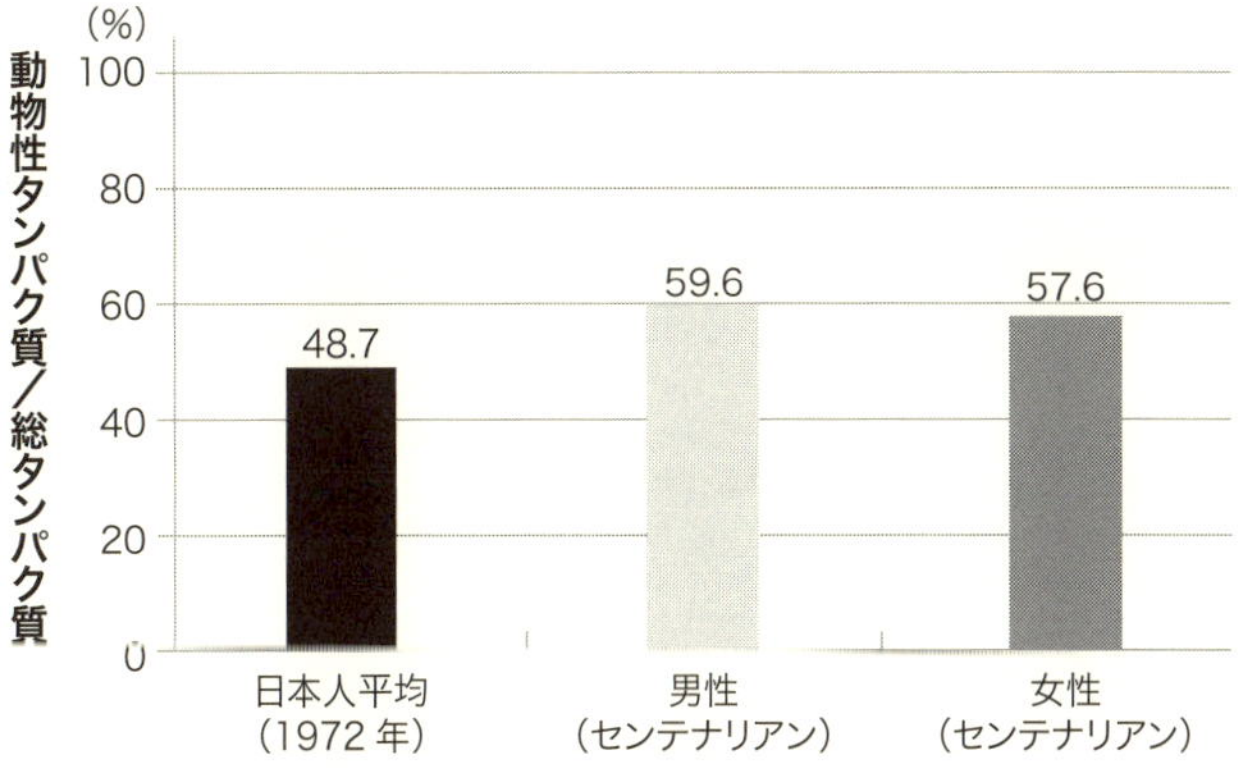

出典：Shibata H et al: Nutr Health 1992；8: 165

で構成されました。有用な知見がさまざま得られましたが、ここではこの百寿者の食生活と栄養の問題について述べたいと思います。

図表1－10は、1日の摂取総エネルギーに占めるタンパク質エネルギーの割合を示しています。総エネルギー摂取量は男性1000キロカロリー、女性はそれを少し下回っていましたが、身長が小さいのでカロリーは足りていました。

驚いたのは、総エネルギーに占めるタンパク質エネルギーの割合が、国民栄養調査で示されている日本人の平均を大きく上回っていたことです。意外にも百寿者の食生活は高タンパク食だったのです。

さらに驚いたのは、図表1－11に示すように総タンパク質（植物性＋動物性）に占める動物性タンパク質の割合も、国民栄養調査で示されている日本人の平均を大きく上回っていたことです。当時の日本人平均は、この割合が50％を超えている現在より少し低く、50％に達していませんでした。一方、百寿者のレベルは欧米人並みだったのです。

私たちの百寿者の調査から10年近く経《た》ち、全国の百寿者が1018名と倍増した時点で、健康体力づくり事業団が百寿者の調査を行いました。図表1－12は食生活の内容をまとめたものです。注目すべきは、魚介、肉、卵、大豆などアミノ酸スコア（図表1－7、53ページ）の高い食品を1日2回以上摂る頻度が、全国平均の倍以上にのぼることです。牛乳、

図表1−12　百寿者（1981年　1018人）の食事内容

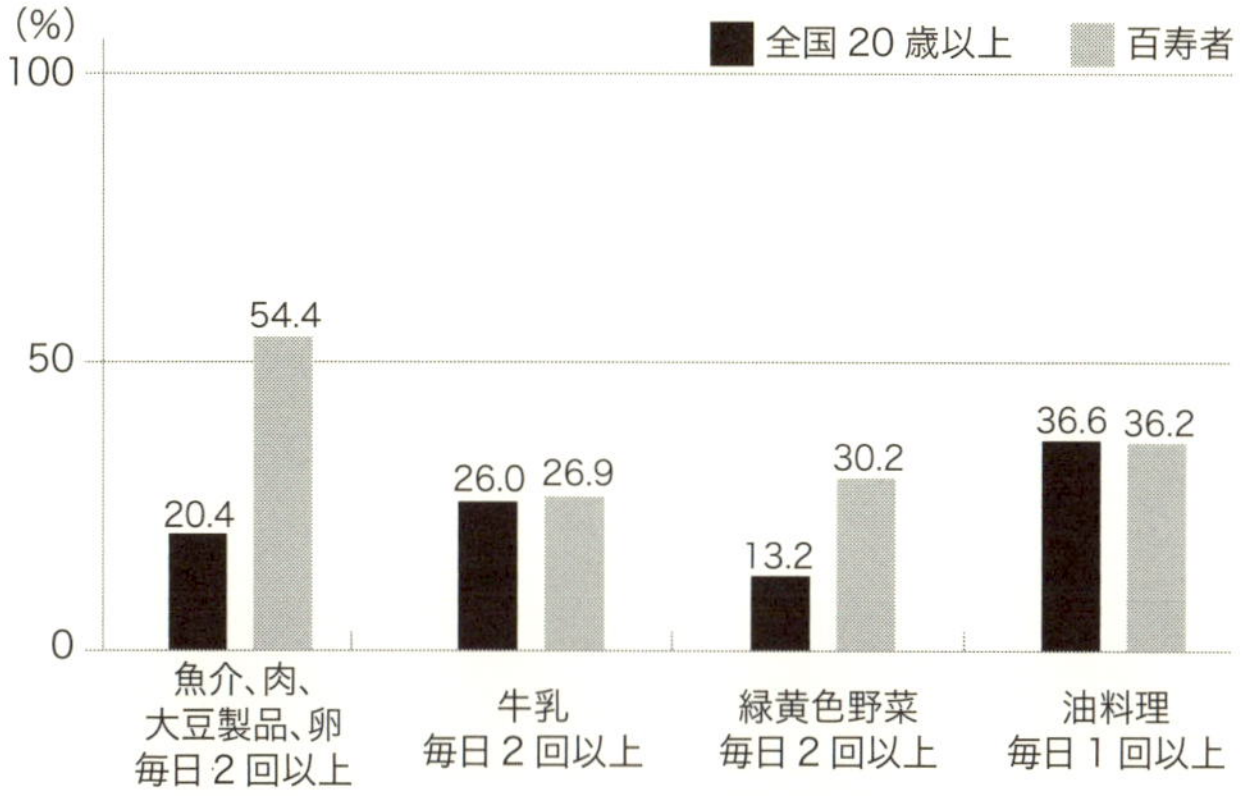

注：全国 20 歳以上の意識調査は1980 年
出典：健康体力づくり事業団：昭和 56 年長寿者保健栄養調査報告書 1982 年

図表1−13　日本人の１人１日当たりの
植物性タンパク質と動物性タンパク質摂取の推移

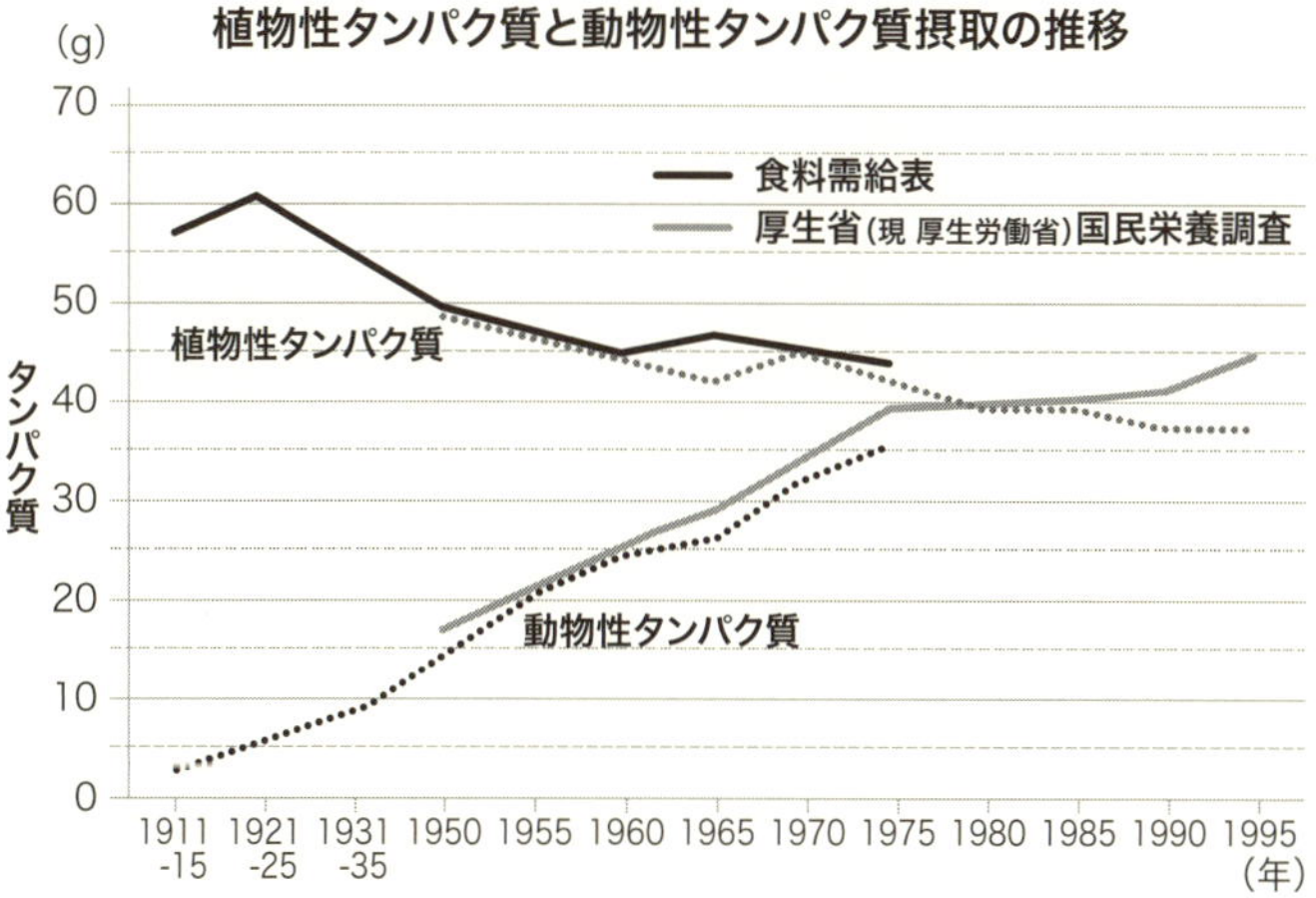

資料：Sinnett P Lord S 1983
出典：Shibata H, Kumagai S Rev Clin Gerontol　2002; 12: 97

油料理の頻度は全国平均に等しい。緑黄色野菜の頻度の高いことも特徴的です。

この調査は、私たちの研究、栄養素の計算と分析方法は異なりますが、食品の摂取や百寿者の食生活や栄養に関して、本質的に同じことを示しています。このような知見がある特殊な地域ではなく、全国の代表サンプルで示されたところに大きな意義があると考えられます。私は、この百寿者の調査の後、さまざまな地域や施設で高齢者の調査を行ってきました。いわばそれは、この百寿者の調査データ仮説を実証するためです。老年学を本格的に始めるに先立ち、長寿者の特徴に気がついたことは幸運であったといえます。

百寿者の研究以降半世紀近く、粗食長寿説を克服するための努力を一貫して続けてきました。しかし、その成果は微々たるものでした。１３００年以上の歴史を持つ粗食長寿説の根は、非常に深いのです。

過去一世紀の日本人の食事

図表１－８（56ページ）に19世紀の終わりの日本人の食肉の消費量を示しました。消費量は供給量と同じで、実際に食べた分と残して廃棄した分の合計です。動物性食品の少な

い日本人の食生活は、20世紀に入っても変わることはありませんでした。図表1-13は100年前からの日本人の植物性タンパク質と動物性タンパク質摂取のトレンドを示しています。1911〜15年では、動物性タンパク質は3gくらい、総タンパク質摂取量の5％に過ぎませんでした。

植物性タンパク質は、米と大豆から豊富に、現在の1・5倍くらい摂っていました。日本人の平均的食生活では、動物性食品は毎日は供されず、週に4日くらい塩鮭やアジの干物など塩辛い魚が一切れ出されるくらいでした。一方、軍隊には平時で1日1個の牛缶、戦時でも毎日供された部隊があったという記録があります。

その国の平均寿命が世界のトップグループに入れるか否かは、動物性タンパク質摂取量が総タンパク質摂取量の50％を占めるか否かにかかっているのです。私たちが百寿者の調査をした時点では、日本はまだこのレベルにはありませんでしたが、1979年に50％に達しました。この時点でスウェーデンを抜き、世界一の平均寿命を達成するに至ったのです。

当時の欧米諸国には、動物性タンパク質の割合が60％を超えている国も多く、アメリカなどは70％を超えていました。しかし、このようなレベルも実は理想的ではありません。植物性食品が不足してもタンパク質自体には問題はありません。が、植物性食品にしかない水溶性ビタミンＢ１、ビタミンＣ、葉酸や、植物性食品に多いマグネシウム、オメガ６系の不飽和脂肪酸、抗酸化作用を持つフィトケミカルが不足することが問題なのです。このような植物性食品の不足は、動脈硬化症の疾患である心筋梗塞などを多発させることになります。

興味深いのは、このような動物性タンパク質が60％以上であった国々も、最近は50％台に低下していることです。現在フランス、イタリア、アメリカなど多くの国の野菜の摂取量が日本を上回っています。

図表１－14は、戦後日本人の主要食品摂取量のトレンドを示しています。１９７０年からそれまで増え続けていた米の摂取量が減少し始めたのです。それと入れ替えに、肉類や乳類が増え始めました。いわゆる「食生活の欧米化」といわれた現象です。しかし、それ以前の食生活があまりにも貧しかったので、欧米化のように〝見えた〟だけであり、欧米の実態にはほど遠かったのが実態です。

米の摂取量が減り始め、肉類や乳類が増え始めた１９７０年以降、それまで増加していた脳血管疾患の死亡率が減少し始めました。

日本人の死因の首位は、１９５０年までは結核でした。１９５１年に首位の座を脳血管

図表1−14　戦後日本人の1日当たりの摂取量

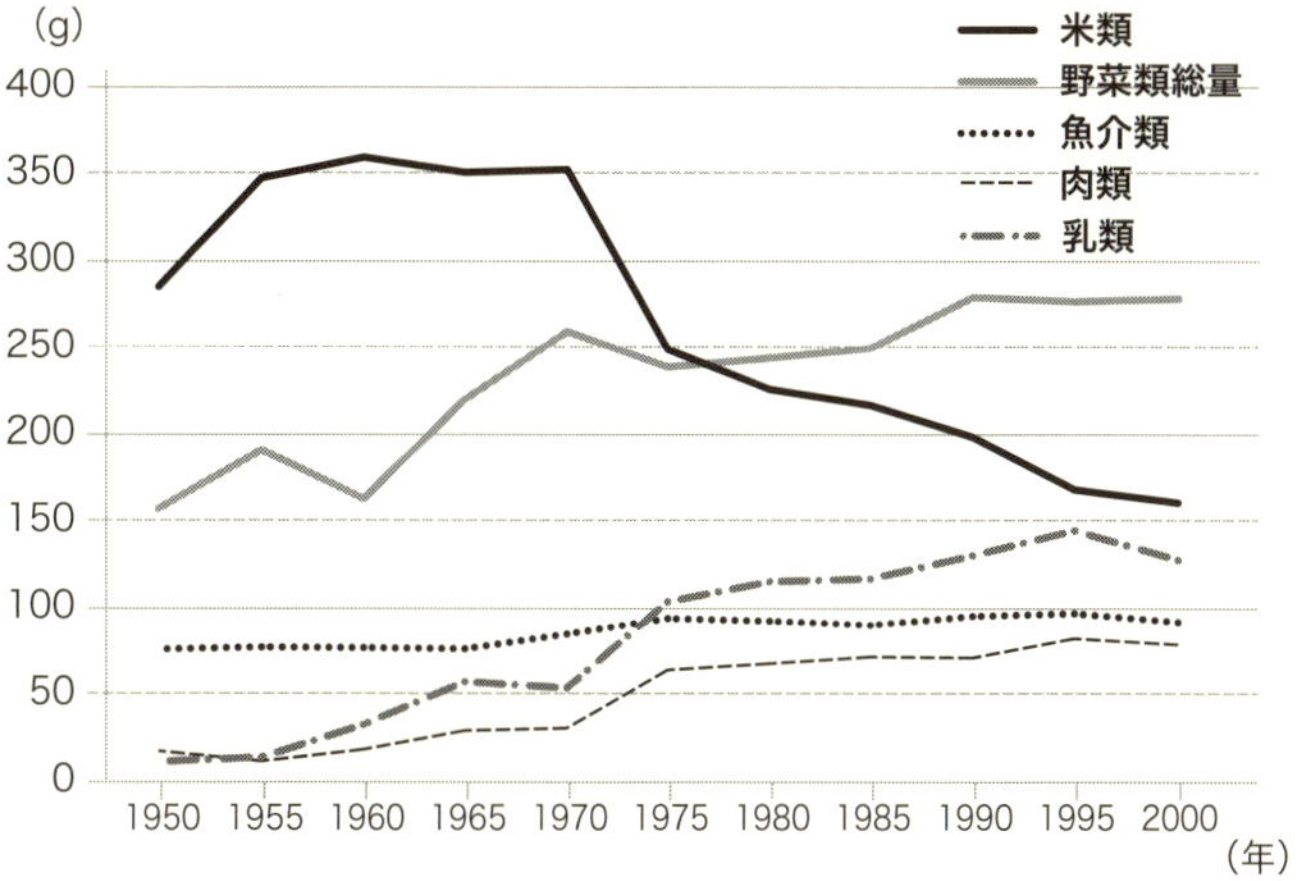

厚生労働省：国民栄養調査より作成

疾患に明け渡したわけですが、この交代劇が日本人にある錯覚をもたらしました。戦後の復興過程でこの交代劇が起こったので、日本人の栄養状態は感染症を克服するくらいだから、かなりよくなったという錯覚です。

同時に、アメリカの心筋梗塞と同じように、脂肪を多食して血中コレステロール値の高い日本人にも、脳血管疾患が多いと考えられるようになりました。この後、日本の脳血管疾患はアメリカの心筋梗塞とは逆に、脂肪が少なく血中コレステロール値が低いと危険因子となることが明らかにされていきます。この研究は日本の医学研究史上、金字塔ともいうべきものです。しかし、当初は同じ危険因子でも、アメリカ人は心筋梗塞、日本人は脳血管疾患になりやすく、これは遺伝的要因の差によると考えられていたのです。

このような考えに囚《とら》われていた人々には、肉類や乳類の摂取量が増えるにつれ、なぜ脳の血管が破れる脳出血死亡のみでなく、脳の血管がつまる脳梗塞での死亡まで減少するのか理解できませんでした。一方、脳血管疾患に関する研究はさらに蓄積していったのです。

結果として、男女とも、肉類がもっとも脳血管疾患死亡率を低下させることになりました。乳類は、総死亡率を低下させることに最大の貢献をしました。果物は高血圧疾患死亡率を下げることに貢献しました。これは意外にも、野菜の摂取は肉と反対に脳血管疾患死亡率を上昇させる関係にありました。私なりにその理由を調べてみました。当時の日本はまだ冷蔵庫の普及が十分でなく、野菜はほとんど漬物の形で摂られていました。悪いのは野菜ではなく食塩だったのです。漬物以外の野菜が普及したのはこの後のことです。最近の研究では、野菜の摂取は果物同様、脳血管疾患の予防に役立つことを明らかにしています。

血中アルブミンと寿命の関係

図表1–15　低栄養予防のための食生活指針　14ヶ条

1	3食のバランスをよくとる	8	食欲がないときは、おかずを先に食べ、ご飯を残す
2	動物性タンパク質を十分にとる	9	調理法や保存法に習熟する
3	魚と肉の摂取は1対1の割合に	10	酢、香辛料、香味野菜を十分にとり入れる
4	さまざまな種類の肉を食べる	11	和風、中華、洋風とさまざまな料理をとり入れる
5	油脂類を十分に摂取する	12	共食の機会を豊富につくる
6	牛乳を毎日飲む	13	噛む力を維持するため、義歯は定期的に検査を受ける
7	緑黄色野菜や根菜など多種の野菜を食べる。火を通し、量を確保。果物を適量とる	14	健康情報を積極的にとり入れる

出典：柴田博『なにをどれだけ食べたらよいか。』ゴルフダイジェスト社 2014

先に、裕福なのに肉を避ける食生活のため、低栄養に陥ってしまっていた有料老人ホームの入居者のことを紹介しました。この方々の栄養改善のため、1993～95年の2年間、入居者、スタッフ、調理人と私たちのチームが、低栄養予防のための食生活指針の元に計82回の勉強会を行いました。この勉強会は、一般教養、体育やスポーツなどのテーマも含んでいましたが、中心テーマは栄養改善でした。

この**図表1-15**の食生活指針は、この2年間の経験を経て少し手直しされてこの形となりました。もっとも重視しているのは食の多様性です。特定の食品や栄養に過大な期待を持ち、一方で別な食品を忌避する態度を「フードファディズム」と呼ぶのは先に説明した通りですが、この頃、私たちはそういう用語を知りませんでした。しかし摂取する食品の種類が多いほど長生きし、生活機能もよく保たれるということは、この後10年あまりを経て私たちによって実証されました。

食の多様性にはリスクを分散させる意味もあります。食品には添加物などのリスクのみでなく、食品そのものにも何らかの有害性を持っているのが常です。ふつうの量では問題なくとも、特定の食品を偏って摂取すると、そのリスクがガンなどの発病をもたらす可能性もあるのです。

ともあれ、この食生活指針の14ケ条は、それまでの栄養改善の実践経験を整理したものでした。この指針を用いて活動を行う際、非常に邪魔になったのは主食という概念でした。同指針8の〝食欲がないときは、おかずを先に食べ、ご飯を残す〟は、それまでの私たちの低栄養改善のなかで大きな成果をあげていました。

しかし、一般に高齢者には、主食はもっとも大切な食品だからまず最初に食べ、満腹になったらおかずを残すというパターンが身についていたのです。また、欧米には主食、主菜、副菜という概念がありません。アメリカ人などは、肉が主食のようにも見えますが、そういうふうにはいいません。

肉の種類に関しても、現代の日本人は選択肢が少ないように思えます。しかし、肉の種類により栄養面でも各々個性があります。脂肪を燃焼させるためカルニチンは牛、マトン、鹿に多く、日本人に慢性的に不足しているビタミンB1は豚肉、鳥は激しい運動をしているため抗酸化物質は鶏のムネ肉に多いといった具合です。4の〝さまざまな種類の肉を食べる〟という指針を示したのは、そのことを意識してのことです。

縄文時代や古代の遺跡・貝塚からは70種類にのぼる獣の骨が発見されています。もちろん全国各地から発見されたものの合計であり、一地域のものではありません。いずれにせよ、縄文時代や古代の獣肉の全食品に占める割合も種類も、米が普及した江戸時代よりはるかに多かったのが事実です。平均身長も江戸時代より高かったのです。

先の有料老人ホームの入居者の肉の摂取量は、2年間の勉強会の結果、大きく増え、平均体重も少し増え、血中アルブミン値も上昇しました。この血中アルブミン値は栄養状態を知るための指標としてもっとも優れており、この老人ホームへの介入の少し前、私たちは、東京都小金井市の70歳住民の10年間の追跡調査で、血中アルブミン値が高い人ほど長生きすることを報告していたのです。

この有料老人ホームの栄養改善の経験を地域高齢者にも応用すべく、私たちの研究は展開されていきました。1992年から追跡調査をしてきた秋田県南外村の65歳以上の高齢者の栄養改善の試みを、1996年からスタートさせることになりました。

図表 1-16　南外村の 65 歳以上住民の栄養改善前と改善後の血清アルブミン値の変化

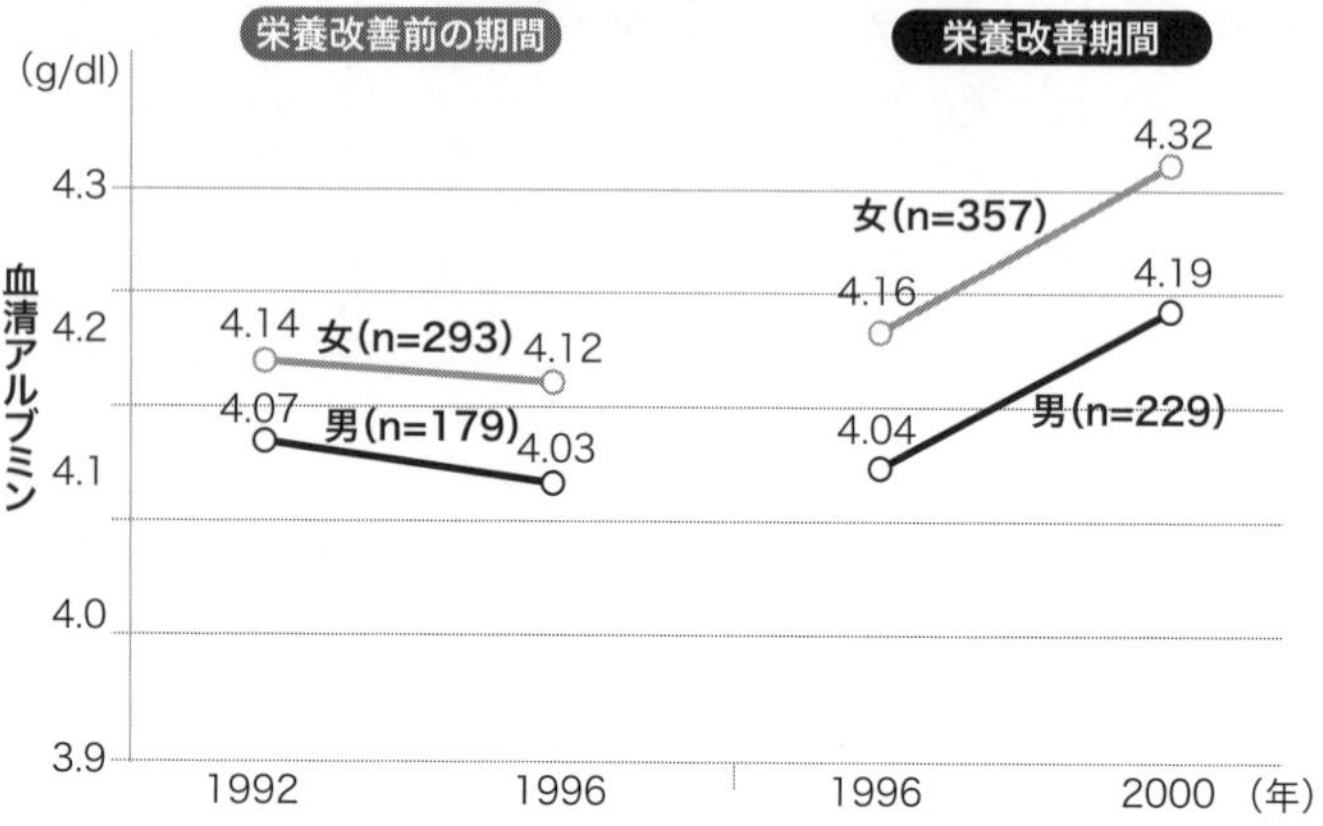

出典：Kuwasai S et al GGI 2003；3：S21

村役場のスタッフ、地域組織、私たちの研究チームが協力し合い、4年間で400回近い勉強会が行われました。

図表1－16は、血中アルブミン値の栄養改善の前と後の変化を示しています。1992～96年の4年間は、栄養改善のプログラムを行わなかった期間です。65歳以上の高齢者の血中アルブミン値は低下しました。しかし、栄養改善プログラムを行った1996～2000年の4年間には増加したのです。

どのような食生活の変化が血中アルブミン値の上昇に貢献したのかも検討したところ、肉を食べ続けることがもっとも大きな貢献をしました。次いで牛乳の貢献が大きかったのです。魚介類の貢献はさほど大きくありませんでした。しかしこれは魚介類が肉より劣っていることを意味するわけではありません。もともと肉より魚介類の方が多く摂られているので、一種の天井効果のような現象があったとも考えられます。魚介類が不足している対象なら、その効果はもっと大きくなったかもしれません。

私たちは長い間の研究で、血中アルブミン値が低下すると余命が短くなり、寝たきりになりやすくなることを発表してきました。また、私の後継者たちは、血中アルブミン値が低下すると認知症になりやすくなることも報告しています。

この南外村の栄養改善プログラムにより、血中アルブミン値とともに血色素（ヘモグロビン）も上昇しました。血色素は体内で酵素を運ぶ役目をしています。血色素量が低下すると免疫力が低下することはよく知られていますが、私の後継者たちは血色素量の低下が認知症の危険因子となることも示しています。

図表1－17は**図表1－15**の食生活指針を元に、1日に摂るべき食品の種類と目安量を示したものです。厚生労働省が示す「日本人の食事摂取基準　国民健康栄養調査」を参考にしつつ、私たちの研究を踏まえて作ったものです。目安量は、年齢や男女で多少幅があるので、それを考慮して作ってあります。一般成人も高齢者もタンパク質の必要量にはあまり差がありません。体の大きい若者のエネルギー必要量は大きくなるので、それはご飯や

図表1－17　1日の食事で摂るべき食品の目安

動物性食品
① 卵1個
② 牛乳 200ml
③ 魚介類 60～100g
④ 肉類 60～100g

植物性食品
① 豆腐 1/3 丁
（それに相当する大豆製品でも可）
② 野菜 350g
（うち緑黄色野菜は 1/3 以上）
③ キノコ類 15～20g
④ 海藻 10～20g

※油脂は 10～15ml（大部分は植物性食品だが、バター、ラードなど動物性食品も含まれる）

※体が大きい人や活動量の多い若者は主食（米、麺類、パン）や油脂の摂取量を増やす

※主食・油脂以外の食品は、年代によって摂るべき量はほぼ変わらない

※全カロリーに占めるタンパク質の割合は高齢になるほど高くなる

出典：柴田博『スーパー老人のヒミツは肉だけじゃない！』社会保険出版社 2016

図表1－18　食肉の特徴

1 うつや自殺を予防するセロトニンの原料、必須アミノ酸のトリプトファンが多い
2 脂肪の燃焼に役立つカルニチンが多い（特に、牛・マトン・鹿）
3 抗酸化物カルノシン（特に豚肉）、アンセンリン（特に鶏のムネ肉）が多い
4 吸収されやすいヘム鉄が多い（赤色の肉すべて）
5 オリーブ油に多い一価不飽和脂肪酸が5、バターに多い脂肪酸が4、ひまわり油やサフラワー油に多い多価不飽和脂肪（リノール酸）が1の割合である
6 至福物質アナンダマイドが、リノール酸、アラキドン酸を経て豊富に作られている
7 ビタミン B1 が多い（特に豚、イノシシ）

出典：柴田博『スーパー老人のヒミツは肉だけじゃない！』社会保険出版社 2016 を一部改変

油脂で調節されます。ご飯の目安量を示さなかったのはそのためです。

図表1－15の指針も**図表1－17**の目安量も、肉類と魚介類を同じくらい摂ることを勧めています。

一方、高齢者のなかでも、知的活動の非常に活発な人やアスリートには、魚介類をあまり摂らず、肉類を100～120g摂っている人もいて、この件についてはよくコメントを求められます。ともあれ、高齢期では中年期より魚介類を減らすデメリットが小さいのです。他の動物性食品と比較して、食肉には**図表1－18**に示すようなスタミナ食としてのメリットがあり、肉を中心としても差し支えありません。

第２章

やせ信奉の起源と流行

―正しい養生法のすすめ―

1　誤った養生法の内容

やせているほど長生きする!?

私は小学2年生のとき、終戦（1945年、昭和20年）を迎えました。終戦後しばらくは飢餓状態が続きました。1930年から続いていた「健康優良児表彰」というメディアイベントも1945〜48年は中止となりました。このイベントは朝日新聞社が主催、文部省と厚生省が後援し、全国の小学校6年生のなかから、日本一の健康優良児が選ばれたものです。全国の代表のなかから1人が選ばれるのです。

このイベントは1949年に復活しました。その翌年、私の向かいに住む小学6年生の男子が、通っている小学校の代表に選ばれました。身長も高く、少しふっくらとして体重も重い印象でした。

昭和20年代の健康の条件は、しっかり体重のあることだったのです。

この表彰制度は、1978年を最後に終焉《しゅうえん》を迎えました。日本人の総エネルギー摂取量がピークを迎え、肥満児の問題が取り沙汰されるようにもなっていた時代でした。

かつては、中年になって腹部が張り出してくると重役腹《じゅうやくばら》といわれて尊敬の的となったものでした。体重が増えることは裕福の証《あかし》であり、当然健康で長生きすると思われていたのです。

当時人気の映画俳優、阪東妻三郎《ばんどうつまさぶろう》（田村三兄弟の父）や市川右太衛門《いちかわうたえもん》（北大路欣也の父）、片岡千恵蔵も今の基準では小太りでした。人気女優だった京マチ子、木暮実千代《こぐれみちよ》も然《しか》りです。

このように豊かさと美を体現していると思われていた小太りに対する価値観が、ある時期を画して一変しました。「ベルトの穴が1つ増えると寿命が○年縮まる」といったコピーが世間を席巻していったのです。このコピーは「やせているほど長生きする」ことを含意し、「人間はある年齢になると少し太った方がよい」としていた観念をも一変させました。日本の物語で描かれる仙人は一般的にやせていて、顎ヒゲを生やし、雲に乗っています。そのイメージから、やせているが故に長生きして仙人になったと思い込まれるに至ったのでしょう。

日本は島国であり、長期間にわたり鎖国もしていたため、外国人と接することが多くはありませんでした。したがって欧米人と比較して自分たちがやせているという比較文化的な感覚を持つきっかけがありませんでした。いきおい、「少しやせていることがよい」という思い込みは、日本人のなかでも「相対的にやせている方がよい」という発想に結びつき、やせ志向に拍車がかかることになりました。とくに日本の女性にその傾向が強いように思われます。

図表2-1は世界のいくつかの国の肥満（BMI30以上）の頻度を女性に関して比較したものです。日本女性の頻度は開発途上国並みに低いのです。

逆に**図表2-2**に示したようにやせ（BMI18・5未満）の頻度は開発途上国並みに高いのです。

一方、日本女性の多くはこのような実態を全く理解していないといえるでしょう。最近、やせ願望の国際比較をした研究がいくつも発表されています。驚いたことに、いずれの研究も日本女性のやせ願望が世界一強いことを示しているのです。

健康に関するコンセプトと美意識は、大元では一致しているはずです。もちろん、例外は存在します。かつては肺結核が国民の死因の第1位で、実に1950（昭和25）年までそれが続いていました。肺結核でやせ細り、貧血で白くなった若い女性が小説や映画のなかでは美しいとされ、小説の主人公にもなりました。

しかし、少し長いスパンで見ると、健康観と美意識は一致するものです。1世紀前には、長寿を独占していたのは白人でした。平均寿命50歳の壁を突破したのは欧米先進国のみで、この頃、日本人の平均寿命は30歳代の後半であり、多くのアフリカや東南アジアの有色民

図表 2–1　高 BMI(≧30.0) の頻度（女性）

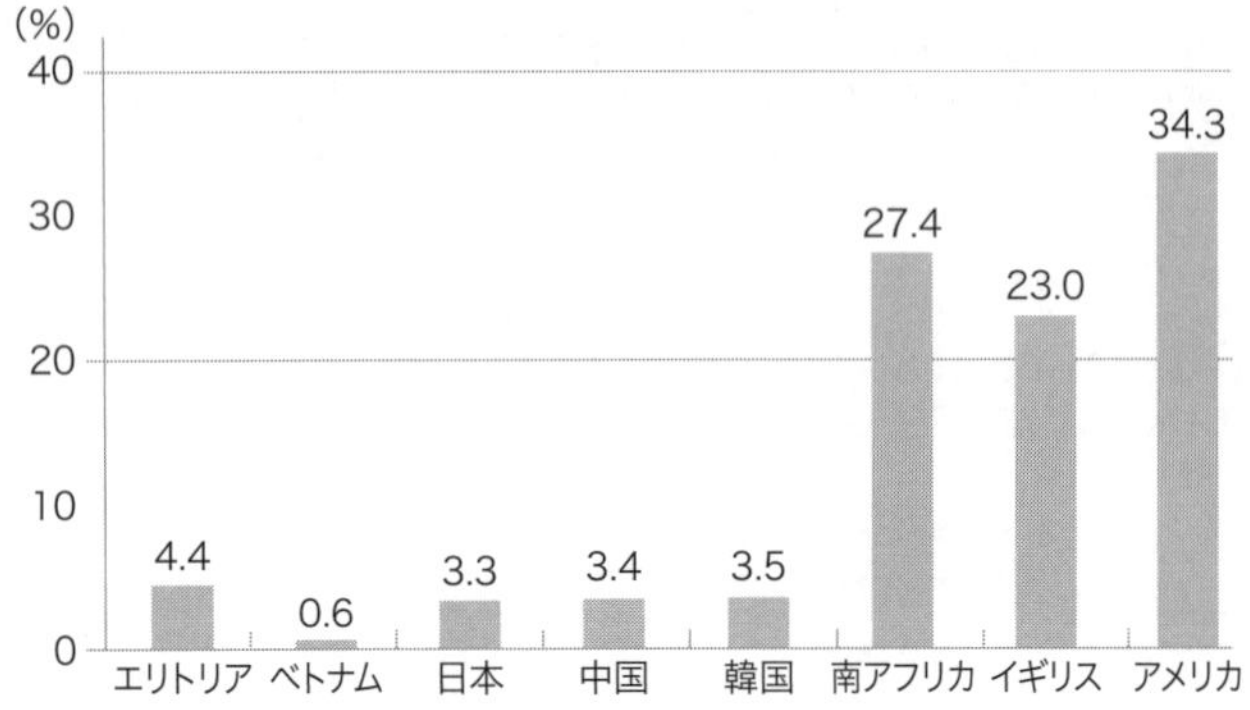

資料：WHO Global Database on Body Mass Index(2016-11-1)
出典：Shibata H & Shibata N:J Gerontol Geriatr Med 2017.3:012

図表 2–2　低 BMI(<18.5) の頻度（女性）

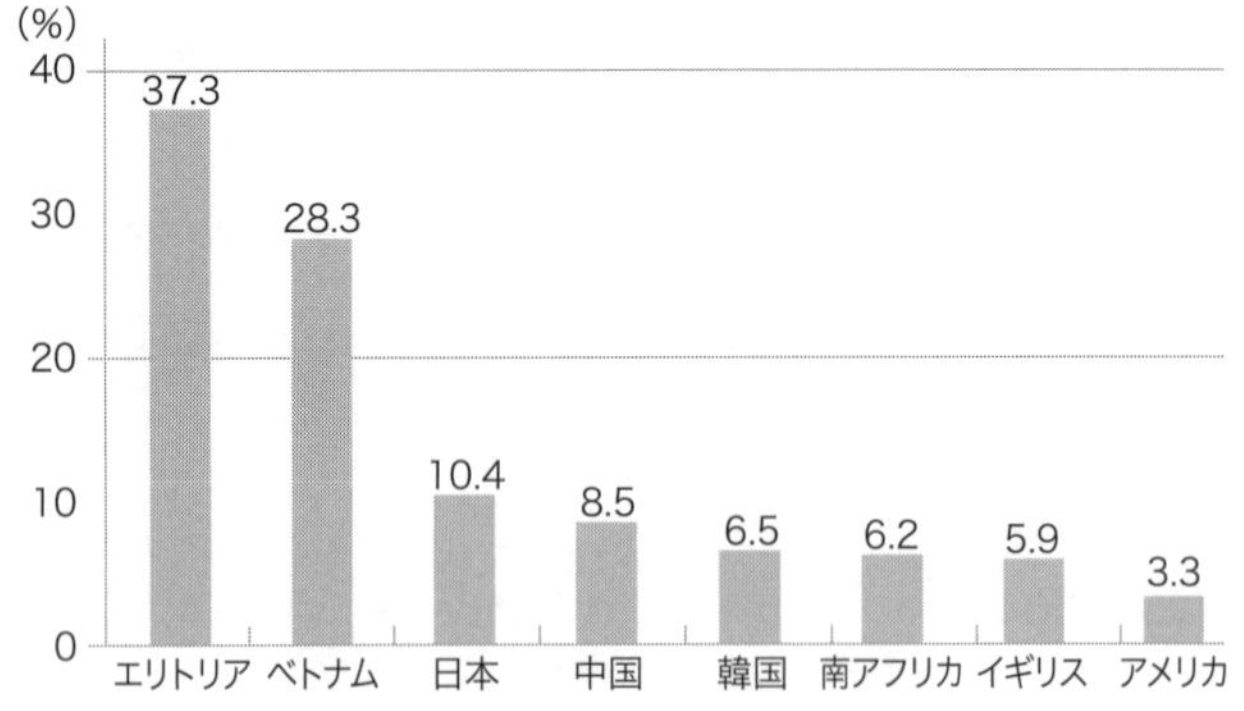

資料：WHO Global Database on Body Mass Index(2016-11-1)
出典：Shibata H & Shibata N:J Gerontol Geriatr Med 2017.3:012

BMI（Body Mass Index）は（体重／身長^2）で計算される肥満度

族のそれは、日本をも下回っていました。地球上で健康と長寿を獲得した白人は、美的価値観をも独占したのです。

日本人の平均寿命が男女共50歳を超えたのは1947年（昭和22年）であり、欧米に半世紀遅れたことになります。第二次世界大戦後は日本のみではなく、黄色人種も黒色人種も、次第に健康と長寿を獲得していく趨勢《すうせい》となりました。それは白色人種が独占していた美的価値を、有色人種が獲得していくプロセスでもあったのです。

日本女性に強いやせ願望も、結核美人に対する憧憬とは異なり、やせが健康と長寿につながるという意識に裏づけられています。それが美意識と結びついているわけです。ようやく最近になり世界のミスコンテストにおいて、BMI18・5未満のような極端にやせた女性は選考対象から除外するという申し合わせがなされていると報道されています。

しかし、それでもミスコンに出ている女性は、世界各国、相当にやせ型です。やせていることが健康の証であり長寿をもたらすという根底にある健康観を打破しなければ、矯正されないのです。前途多難なテーマです。

年をとったらやせた方がよい⁉

「年をとったら枯れていく」という言い回しがあります。

これはセクシャルな意味でも用いられるし、人格的にギラギラせず淡白になることを意味することもあります。また、体型的にもやせ型になっていくイメージを与える言い方でもあります。先ほど、日本の仙人はやせているとお話ししました。スマートな若者が下腹部のせり出した中年太りとなっても、老人になったらやせて仙人のようになるのが、長寿のために好ましいと長い間信じられてきた節があります。

私たちは、先にも述べましたが、1972～73年にかけて、復帰した沖縄県を含め全国の百寿者（センテナリアン）117名を訪問調査しました。

訪問させていただいた百寿者の方々の写真もすべて撮らせていただきましたが、確かに例外なくやせておられました。これでは、やせていることが長寿の原因であると錯覚しても無理からぬことでした。

しかし、百寿者の調査の致命傷は、この方々の過去のことは正確にはわからないという点です。身長や体重に関しても、1人だけ徴兵検査のときのデータを所持している方がいましたが、きわめて例外的でした。やせていたら長生きしたのか、長生きをした結果やせたのかは謎のままです。

もっと若いときから特定の集団を追跡調査しなければ、やせと長寿の因果関係はわからない。しかし、このような追跡調査には時間がかかる――百寿者の研究の少し前から追跡調査をスタートさせていた高齢者の方々のデータを、はじめて分析できたのは5年も経《た》ってからでした。

高齢者施設の入居者、在宅暮らしの高齢者を追跡調査していくうちに、やせと長寿の因果関係について真相がわかってきました。詳しいことは後述しますが、意外なことにやせている高齢者から先に死亡していき、肥満度（ＢＭＩ）の高い高齢者は長生きすることが示されたのです。

しかし、いずれの高齢者も、やがては老化してやせていくのです。

すなわち、やせていたから長寿になったのではなく、長寿の結果、やせていくのです。ある断面をみただけでは、やせが長寿の結果ではなく、原因であると錯覚することを防げないのです。

ダイエットもしていないのにやせてきたという場合、真の意味での老化が始まったと考えてよいでしょう。これと同時に、血液中のタンパク質（アルブミン）、コレステロール、血色素、尿酸も減少し始めます。

中国の仙人の画

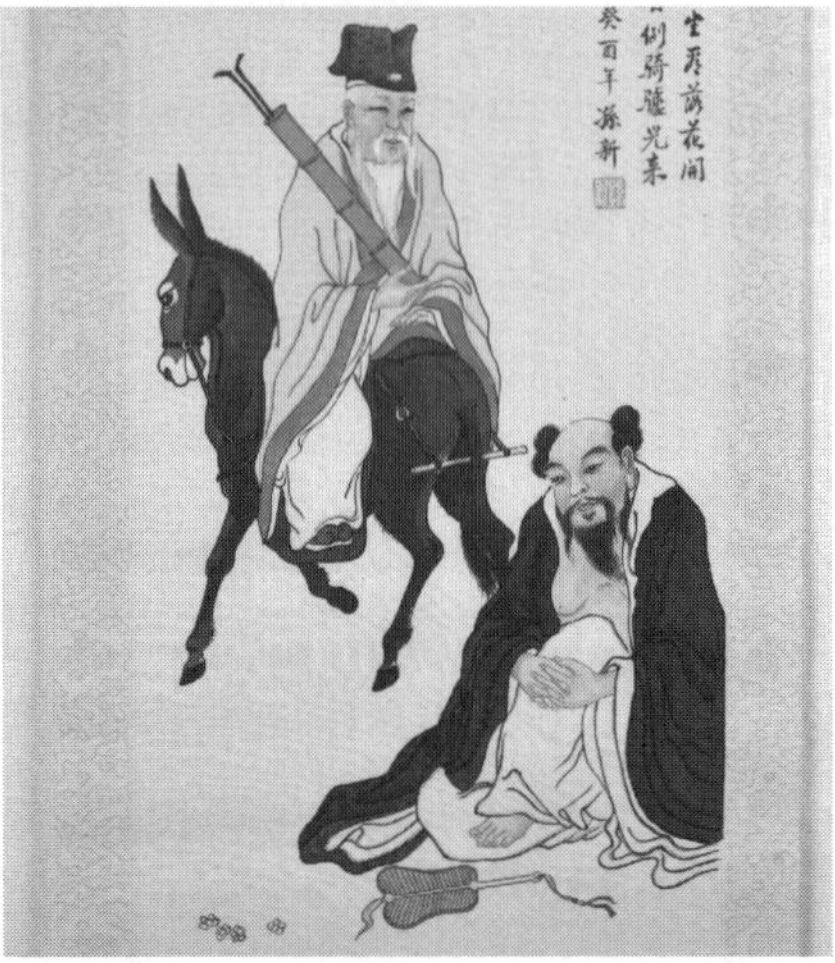

私たちが高齢者の研究を始めた半世紀前には、このような老化は60歳代に始まったものでした。しかし、現在では男性でも後期高齢者にならないとこのような老化が始まらないのがふつうです。余命がより長い女性では、老いの始まる年齢はもっと遅いのです。

私は、中国でもっとも古い病院である北京医院の教授を務めていたこともあり、十余年前まで、毎年北京市を訪れていました。北京を訪れるたびにさまざまな店をのぞき、仙人の画を探しました。日本の、やせて顎ヒゲを生やし、雲に乗っている仙人の原型は、中国にあると想像したからです。

やせていることは長寿の原因ではなく結果であることを講演のなかで印象づけるた

めに、中国の画の方が説得力があると思い込んだからそうしたのです。しかし探せども、探せども、北京では、やせた仙人の画に出会うことはありませんでした。店の人にいくらたずねても、やせた仙人像など見たことがないと言われました。これが仙人だと示された画の仙人は皆、がっちりとした体格をしていて、目的に合わないので購入しませんでした。

表敬訪問した老人ホームにお住まいのご婦人が、ご自分の描いた仙人の画としてプレゼントしてくださったのが右の**写真**です。中国の仙人はすべて恰幅がよいのだといいます。考えてみると日本でも布袋《ほてい》、毘沙門天《びしゃもんてん》などの七福神はすべて恰幅《かっぷく》がよいですね。われわれがイメージしている鶴のようにやせた仙人像は、やせ信奉が生み出した比較的新しいものなのかもしれません。浅学非才の私にはこれ以上のことはわかりません。

太っている高齢者は認知症になりやすい⁉

「やせているほど長生きする」「年をとっても若いときの体重を維持するのがよい」という観念はかなり一般化しています。さらに「年をとったら若いときよりやせるのがよい」と考える人も少なくないことは先に述べたとおりです。

人間の筋肉と骨の成長はほぼ20歳代の前半に終わります。それ以降増える体重は脂肪の増加によるものです。特殊なトレーニングを積んでいる人は例外としても、20代の前半以降は、筋肉と骨は少しずつ軽くなり、脂肪は少しずつ増え、結果として体重は加齢に伴い増加していきます。このことはほぼすべての人が感じていることでしょう。

一方、〝メタボ健診〟の普及などにも影響され、体脂肪が増えることが生活習慣病の元凶であるという思い込みが広がっています。筋肉量を増やし、体脂肪が増えることを極力予防するためのアンチエイジングが社会的風潮となっています。体脂肪率が15％を割り込み、月経が停止しても、さらにやせようとしている若い女性も稀《まれ》ではありません。「年をとったら若いときよりやせるのがよい」という観念は、いわゆる「健康寿命」というテーマにまで広がってきています。「やせているほど認知症になり難い」という思い込みもその1つです。

これは糖尿病が認知症の危険因子であるという知見を拡大解釈した結果でもあります。身体の障害に関しても、「一定以上の過体重になると膝や腰に負担がかかり、寝たきりなどの危険性が増す」という知見がやせ志向を助長しました。

過体重が膝への負担や脊椎の変形のリスクとなる一方、やせは骨折を引き起こす骨粗鬆《こつそそう》症《しょう》の原因となります。「前門の虎、後門の狼」という諺《ことわざ》がありますが、過体重が虎なら、やせは狼です。どちらに偏ってもよろしくありません。つまり中庸を見極めることが大切なのです。しかしこれがなかなか難しい。

糖尿病が認知症の危険因子の1つであることは疑いない事実です。しかし血糖が低いほどよいわけではありません。血糖のレベルが低いことで認知症のリスクが増すこともわかってきました。私たちの研究でも、血糖値が低いレベルにある高齢者では、知的意欲が低下し、腎臓の機能も悪化することが示されています。

後で述べるように、高齢になると若いときに比較してもっとも長生きする肥満度（BMI）は高くなります。それは、高齢者では若者や中年者よりも肥満の害が小さくなり、やせの害が大きくなるためです。

肥満度と寿命に関する以上のようなデータは、アメリカの研究でも日本の研究でも、確定された真実です。それにもかかわらず「年をとったら若いときよりやせるのがよい」という呪縛から逃れられないのは何故なのかを解明しなければなりません。これまでのエビデンスを確認し、呪縛を解く手立てを確立しなければならないのです。

肥満度と健康寿命（生活機能）との関係は複雑です。肥満が糖尿病をもたらすようになると認知能力は低下します。逆にやせて一定レベル以下に血糖値が低下したり、血中のアルブミン（タンパク質）やコレステロールの値が低下したりするようになっても認知能力は低下します。これは、年をとってやせていくスピードの速い人ほど老化が進んでいることを示しています。寝たきりではないが、部分的サポートを必要とする要支援の高齢者を、最近ではフレイル（虚弱）と呼び、自立支援の手立ての確立を急いでいます。このフレイルの症状として最初に挙げられるのが体重減少です。「年をとるほどやせるのがよい」とする健康思想は全く根拠がないのです。

ＢＭＩは22が理想という日本人の危うさ

肥満度を示す指標はいくつかあります。かつては皮下脂肪の厚さを計測したものでした。これは有用な方法ではありますが、測定に熟練を要すだけでなく、誤差が大きいので現在はあまり用いられていません。腹囲を測定する方法は成人の肥満度の評価によく用いられていますが、この測定誤差も小さくはありません。もっとも測定誤差の小さいのは、身長と体重から肥満度を計算する方法です。

現在はＢＭＩ（Body Mass Index）という数値体重／身長の２乗がよく用いられています。この身長と体重から肥満度を計算する方法は誤差が小さいので、集団間の比較や時系列的な推移を見るにはベストだといえるでしょう。しかし筋肉、体脂肪、骨の各々の重量を区別していないので、個人の肥満度を評価する際には他の方法も併用しなければなりません。

私が問題にしたいのは、生活習慣病の予防や食生活の指針で、ＢＭＩ22を目標にすることが記されており、現に地域や職場で、この基準に沿って食事や運動などの生活指導が行われていることです。

後で詳しく述べるように、この「ＢＭＩ22理想説」は、２０００年の日本肥満学会の基準に端を発しています。しかし、わが国のこれまでの中高年を対象とする疫学研究で、ＢＭＩ22がもっとも長生きをしたとする研究は皆無なのです。データは後で示しますが、ここではその混乱ぶりを紹介しておくことにします。

最近の健康診断の目的の１つは、メタボリックシンドロームの発見と指導とされています。最初にこのメタボリックシンドロームの基準が出されたのは２００４年であり、このときの肥満のスクリーニング基準として示されたのは、腹囲男性85㎝、女性90㎝でした。女性は比較的身長が低いにもかかわらず、基準を男性より５㎝大きくしているこの基準は、国際糖尿病連合により批判されました。この国際組織は、**図表２－３**のような地域に合わせた基準を作っています。日本人用基準は、現行の日本人の作ったものより男性は５㎝大きく、女性は10㎝小さくなっています。私の考えでは、この方が妥当です。しかし、日本

図表2−3　国際糖尿病連合（IDF）作成の地域別腹囲（ウエスト）の基準（2005）

男 性		女 性
102cm	米国用	88cm
92cm	ヨーロッパ用	80cm
90cm	中国・南アジア用	80cm
90cm	日本用 （日本で作った基準は 男性 85cm、女性 90cm）	80cm

のメタボ基準を作った研究グループは、頑《かたく》なに国際的基準の受け入れを拒否しています。

国民健康栄養調査では、毎年肥満度をＢＭＩで測定しています。中年男性のＢＭＩの平均値は23・5くらいです。日本のメタボ基準として示されている腹囲85㎝は、ＢＭＩ23・5くらいに相当します。つまり、それをスクリーニング基準とすると日本の中年男性の半分がメタボに該当することになってしまいます。

メタボ健診は、現在特定健康診査として40～74歳に適用されています。２００８年から各健康保険組合に健康診断への組合員の受診率を50％以上にすることを義務づけました。50％に達しない場合、後期高齢者医療制度への拠出金をアップさせるというペナルティを課したのです。

わが国の健康診断の問題点は、75歳以上の後期高齢者の健康診断は、40～74歳までの特定健康診査と真逆のコンセプトに基づいて行われていることです。すなわちメタボリックシンドロームではなく、低栄養をスクリーニングするために行われているのです。腹囲の測定は行わない、低アルブミン血症やＢＭＩ18・５未満の高齢者に栄養改善の指導が行われる、といった具合です。

長年、継続調査をしている地域を訪れると、住民から痛烈な批判を受けることがあります。75歳になったばかりの男性から「昨年までは腹囲を測り、やせることばかり勧められた。75歳になった今年は腹囲を測ることもなく、昨年はやせろと言った同じ保健師から、低栄養に気をつけろと言われた」と手痛い批判を受けました。的を射た批判だと思います。人間は漸次老化していくが、74歳から75歳の1年間で突然メタボから低栄養に急変するなどということはめったにありません。

実は、この特定健康診査も後期高齢者の健康診査も、１９８２年に制定された「老人保健法」を大幅に改定して２００６年に制定されたもので、「高齢者の医療の確保に関する法律」に基づき実施されています。制度間のタテ割りの弊害どころか、１つの制度のなかに度し難い矛盾を含んでいるのです。

２００５年まで続いた「老人保健法」に基づく健康診査の測定項目は、生活習慣病のスクリーニングの目的に偏っていて、高齢者の生活機能などを測定できない弱みがありました。しかし40歳以降のライフスパンを一貫性のある指標で評価しようとする思想は持って

図表 2–4　メタボ健診義務化（2008 年）以降の医療費と対国民所得比

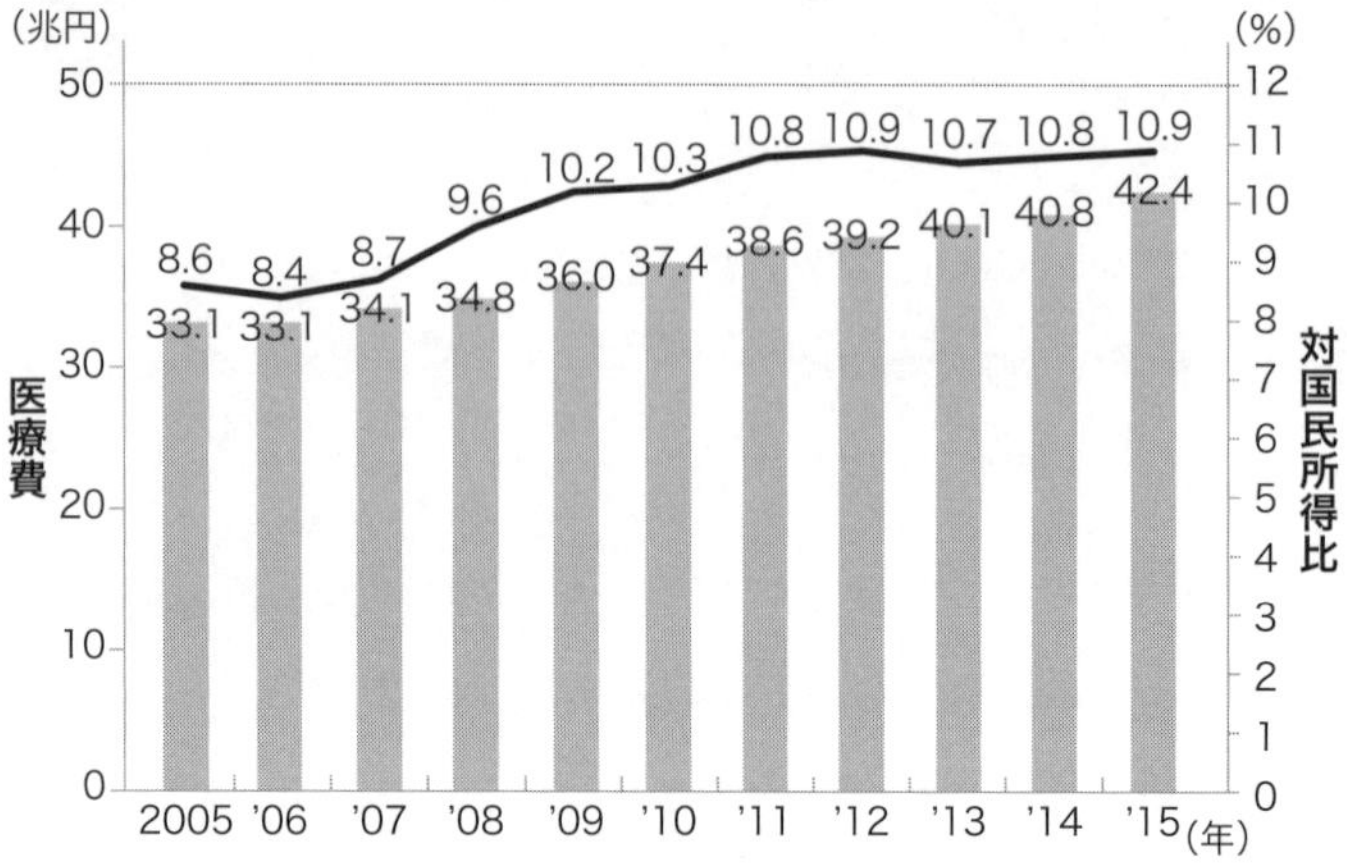

出典：厚生労働省：平成 27 年度国民医療費の概況メタボ健診義務化（2008 年）以降の医療費と対国民所得比

いました。ところが２００６年に制定された法律は、この思想を洗い流してしまったのです。

先に述べたように、腹囲85㎝を基準にすると半数の男性は、他に問題があると要精密検査の対象となってしまいます。この精密検査は健康保険を使っての外来診療となることも多いのです。これが医療費の高騰をもたらしています。**図表2－4**は特定健康診査の受診率50％を義務づけられた２００８年度をはさんで、医療費が急に高騰したことを示しています。

２００７年から２００８年にかけての医療費の上昇は６７２４億円であり、このくらいの上昇は高齢人口の増加に起因するものと説明されていました。しかし、受診率50％以上を義務づけた２００８年から翌年にかけ、なんと１兆１９４８億円も上昇したのです。さらに翌々年の２０１０年には、前年を１兆４１３３億円も上回りました。２００８年から急激に高齢人口が増加した事実はなく、この医療費の上昇は明らかに人為的なものであるといえます。

１兆円という巨大な金額の意味は、国が全国の国立大学に支出している交付金の総額をイメージするとわかりやすいでしょう。全国の国立大学すべてに必要な国の支出は、約１兆１０００億円で推移しています。それを上回る巨大で人為的な医療費の増加が、突然もたらされたのです。

特定健康診査は、医療費を抑制する建前でスタートしました。しかし、実際には医療費の高騰をもたらしたのです。しかもこの医療費の高騰は、さまざまな負の要素を伴っています。半数の中年男性が、メタボの疑いをかけられ精神的なダメージを受けています。精密検査のため職場を離れることになれば、労働力の多大な損失にもなります。

健康機器やサプリメント関連の企業のなかには、ＢＭＩ22の目標を達しない職員には減俸や降格の処分を下しているところもあると聞きました。メタボ改善のためにランニングを勧められ、無理がたたって死亡した地方自治体の職員のことがマスコミを賑わしたこともありました。かつての富国強兵策を彷彿《ほうふつ》とさせる人権問題だといえるでしょう。しかも、根拠のない基準によって起こったということが、悲劇性を倍増させています。

子どもの肥満が増えている！も嘘だった⁉

1978年をもって健康優良児表彰が廃止された理由には、わが国の総エネルギー摂取量が増加し、身長や体重を増やすため、よく食べることをあえて推奨する必要がなくなったと判断されたこともあります。高度経済成長が食卓に反映し、1970年の国民の総エネルギー摂取量は2210キロカロリーとなり、戦後のピークを迎えたのです。

この頃から、子どもの肥満が取り沙汰されるようになりました。身長や座高も高いけれど体重も多い児童を表彰することが肥満児対策と齟齬《そご》をきたすと考えられて、1983年をもって健康優良児表彰を終焉させるに至ったのです。

1970年代には小児成人病なる用語も登場し、成長期の子どもの体重のみでなく、血中コレステロール値の測定を学校における健康診断の1つに加えることも試みられるようになりました。子どものときに肥満や高コレステロールがあると、成人になってもそれが継続するというデータがアメリカから出されて、ちょっとした騒ぎとなったのでした。

1980年代に入ると、子どもの肥満に関する小児科や小児保健の専門家からの発言が次第に声高になってきました。

曰《いわ》く「日本に肥満児が激増している！」。

私たちも小・中・高校生の肥満度を測定する、血中コレステロール値を測定するなどの研究に着手しましたが、肥満が増えているというデータは得られませんでした。そこでこれらの小児保健の分野の人々に反論したわけですが、その討論の場は限られていました。通常、私のような成人や老人を対象に研究している者は、小児保健の学会に出席することはありません。同じく、小児保健分野の研究者が、私たちの研究分野の学会に出席することもめったにありません。そのためか、栄養に関する国際会議などで、私と小児保健分野の研究者と大激論になることがよくありました。あまり激しい議論をするので、外国人の座長に「議論の続きは、日本の学会でお願いします」とやんわり注意を受けることもあったほどです。

結論を先に述べると、小児保健の分野の研究者が主張していた「肥満児が増加している」という主張は間違っていたのです。私はこの議論を通じ、驚くべきことを発見しました。

それは、学校保健で毎年身長・体重の測定を行っているにもかかわらず、それを用いて

ＢＭＩなどの肥満度の計算を一切行っていないことです。やむをえず私は、全国の小・中・高校生の学年毎《ごと》の平均身長と平均体重から、ＢＭＩの平均値を計算して、それが増加傾向にないので、肥満児が増えているという説に反対したのです。

肥満児が増えていると主張した人々は、ＢＭＩの平均値がどのように変化しているかをみてはいないのです（データがないのでやむをえませんが）。肥満度の分布が年々大きくなっていることは示されています。つまり、肥満も増えていますが、やせも増えているのです。しかし、小児成人病という用語に幻惑され、肥満のみに注意を向けて、やせには関心を持たなかったのです。

2　誤った養生法の起源と流行

アメリカのメトロポリタン生命保険会社のデータ

肥満度と死亡率（あるいはその反対の余命）の関係を扱った研究は世界中でおびただしい数にのぼります。そのなかで、「やせているほど長生きする」ことを示した研究はたった1つしか存在しません。他の研究はすべて、肥満度が高いほど死亡率が低い、あるいは中程度の肥満度の死亡率が低いことを示しています。ともあれ、この「やせているほど長生きする」ことを示す古今東西唯一のデータは、またたく間に全世界を席巻し、「ベルトの穴が1つ増えると寿命は○年縮まる」というコピーが流行していったのです。

やせを賞賛したこの唯一の研究は、1959（昭和34）年に報告されたアメリカのメトロポリタン（現メットライフ）生命保険会社の、保険加入時の肥満度とその後の死亡率の関係をみたものでした。1935〜54年の20年間の観察に基づいています。

しかし、この会社は、その後20年（1954〜73）間の加入時の肥満度と死亡率の関係をみて、大きな修正を行いました。やせていても太っていても死亡率は上昇し、死亡率は肥満度が中庸の群でもっとも低いことを示したのです。そして、420万人の観察に基づき、30～59歳の性別・身長別の標準体重表を作成しました。やせ、中庸、肥満の3つのカテゴリーに分けています。中庸はもっとも死亡率が低かったカテゴリーです。日本人の参考のために165cmの男性を例にとるとその体重は、やせ60・8～63・5kg、中庸62・4～67・0kg、肥満65・3～72・5kgです。155cmの女性を例にとると、やせ48・1～53・6kg、中庸52・2～58・6kg、肥満56・8～63・6kgとなっています。

この頃アメリカでは、標準体重を計算する簡易法として、ブローカ指数なるものが用いられていました。よく知られている、身長から100を引いた値です。165cmなら65kg、155cmなら55kgが標準体重となります。BMIでは前者23・8、後者22・9。メトロポリタン生命保険会社の標準体重は、ブローカ指数をはさんだ一定の範囲となっています。

先進国においてはその国民の中庸体重の人々がもっとも長生きするのが一般的です。栄養が悪く平均的にやせている開発途上国の国民では、肥満度が高いほど長生きするというデータが示されます。

日本はブローカ指数を導入しましたが、このままでは使用できないことが判明しました。当時の日本人の平均BMIが21～22なので、みんながブローカ指数ではやせに分類されてしまうことがわかったのです。そこでブローカ指数は「(身長マイナス100)×0・9」の日本版（ブローカ式桂《かつら》変法《へんぽう》）が用いられることになりました。165cmなら58・5kg、155cmなら49・5kg、すなわちアメリカより10％少ない体重を標準体重とすることになったのです。

メトロポリタン生命保険会社の標準体重が出された頃の、日本人のもっとも長生きする体重は平均体重をかなり上回っていました。現在の日本人においても、もっとも長生きする体重は平均を少し上回っていますが、これについては後で詳しく述べます。

日本の学者やマスコミは外来のコピーに簡単に呑《の》み込まれてしまう欠点を持っています。東南アジアの人々と話をしていても同様の印象を抱くことが多いです。保健思想の植民地主義とでも呼べばよいでしょうか。

「飽食の害」を改善しようというコピーが輸入されると、それは、たちまち日本人を汚染します。日本人の食生活が欧米化しているので、アメリカ人の養生法が日本人にも当てはまると考えられてしまうのです。日本人の総エネルギー摂取量はアメリカ人より1000キロカロリー（30％）も少ないことを知らないからです。

同様に「肥満の害」がアメリカで声高に扱われると日本人にもそれが当てはまると考える傾向があります。BMI30以上の肥満が、アメリカでは国民の34・3％を占め、一方日本では3・4％に過ぎないことを知らないからです。また、肥満の定義が欧米先進国では

ＢＭＩ30以上であるのに対し、日本では25以上に設定しているということを知らない専門家も多いようです。

アメリカのメトロポリタン生命保険会社の最初の知見は、当時、生命保険に加入する社会階層が、かなり高い方に偏っていたためと考えられます。１９５０年代には一流野球選手が生命保険に加入してニュースになったくらいでした。日本ほどではなくても、アメリカにも加入者の社会階層の偏りがあったものと想像されます。

その後の修正は、生命保険が普及し、加入者の社会階層の分布が一般社会のそれに近づいたためと思われます。

生命保険加入者のデータは、まだ国民の代表サンプルのデータが完備していない時代には、寿命学において先駆的な役割を果たします。わが国においても、明治生命保険会社の塚本宏氏らが、この方面の研究に多大の貢献をしました。１９７１〜82年の12年間の加入者１２４０万人を対象として、死亡率のもっとも低い体重を、性別・身長別に新体重表として発表したのです（日本臨床　46巻２１７頁、１９８８年）。

日本の学者の間違いと、それを鵜呑《うの》みにするマスコミや行政の錯誤は、歴史認識と比較文化的見識の欠如によることを、繰り返しになりますが確認しておきたいです。

現在の日本の総エネルギー摂取量は、１９７０年以降減少し始め、飢餓状態と言われた

１９４６年のレベルを下回っています。このことを知らないので〝欧米化〟とか〝飽食〟などといえるのです。

ヘップバーン、ツイッギーへの憧憬から時代が変わる

日本人のやせ信奉が始まるきっかけを与えたのは、映画『ローマの休日』のオードリー・ヘップバーン人気ではないかと考えられます。この映画は１９５３年にニューヨークで封切られ、翌54年には日本でも上映されました。ヘップバーンの香気溢《あふ》れる演技に魅了されているうちに、やせ型の女優の美しさに突如目覚めたのでした。アメリカからの輸入ものはすべて美しく、美味《おい》しいとされていた日本の社会風潮も後押ししました。

それまでの日本映画の人気女優は、久我美子などを例外として、ほとんどふくよかでした。一般国民よりふくよかな俳優が人気を博するのは、栄養が行き渡っていない開発途上国の特徴です。ふくよかであることは豊かさのみではなく、美をも象徴するのです。

30年くらい前に、あるアメリカの知人が「インド映画の主人公はなぜあんなに太っているのだろう。アメリカに働きに来ているインド人は皆引きしまった体をして、映画俳優よ

りはるかに格好よいのに」と語りました。

大変興味深いコメントとして今でも記憶に残っています。

先進国であるアメリカは1930年代に入ると、飽食と肥満の対策に着手し始めました。ケージに入れて好きなだけ食べさせるより、カロリー制限をしたネズミの方が長生きすることを示すマッケイ氏らの動物実験は、飽食と肥満を警戒する社会的ニーズにコミットするために行われたのでした。

栄養の行き渡った先進国では、一般国民より少しやせている俳優が人気を博するようになっていきます。ですから、オードリー・ヘップバーン人気はアメリカでは自然なことでした。当時人気のハリウッド女優、イングリッド・バーグマン、グレース・ケリーもその例にもれません。肉体派女優として人気を博したマリリン・モンローでさえ、当時のアメリカの平均的女性よりかなりやせていたのです。

『ローマの休日』が初上映された頃、日本人のエネルギー摂取量もBMIも開発途上国の平均値に一致していました。したがってヘップバーン人気は戦勝国アメリカによる、美意識の植民地支配とでも呼ぶべき社会現象でした。アメリカの知人に聞いても、『ローマの休日』はアメリカでも好評ではありましたが、日本におけるほど爆発的な人気を博したわけではなかったそうです。

この日本におけるヘップバーン人気の高まりのなかで、1959年に、先に述べたアメリカのメトロポリタン生命保険会社の「やせているほど長生きする」とする研究が報告されました。

さらに、日本人のやせ信奉に追い打ちをかけたのが、ミニスカートの元祖といわれるイギリスのモデルのツイッギー来日でした。日本人の大根脚《あし》はミニスカートに似合わないとばかりに、ダイエットが流行していきました。ツイッギーが初来日したのは1967（昭和42）年であり、日本人にとっては、肥満よりもやせの害の方がはるかに大きい時代でした。やせ信奉の社会風潮に危機感を持った私は「あんな火箸のような脚に何の魅力があるのだ。女性の魅力は大根脚にあるのだ！」とある雑誌の取材で述べたところ、セクハラ発言だとしてその部分はカットされてしまいました。

ともあれ、人類の歴史は260万年くらいといわれていますが、やせ信奉が登場してからまだ1世紀も経っていないのです。日本人は、長い間火箸のような脚ではなく大根脚を美しいと感じ続けてきたはずです。

日本最古の国宝土偶「縄文のビーナス」（茅野市尖石縄文考古館蔵、次ページ写真）は、豊満な女性を象徴しており、多くの人々が崇拝しています。20世紀に入っても1914年のルノワールの「すわる水浴の女」（石橋財団ブリヂストン美術館蔵）の女性も、今では肥満と呼

縄文のビーナス

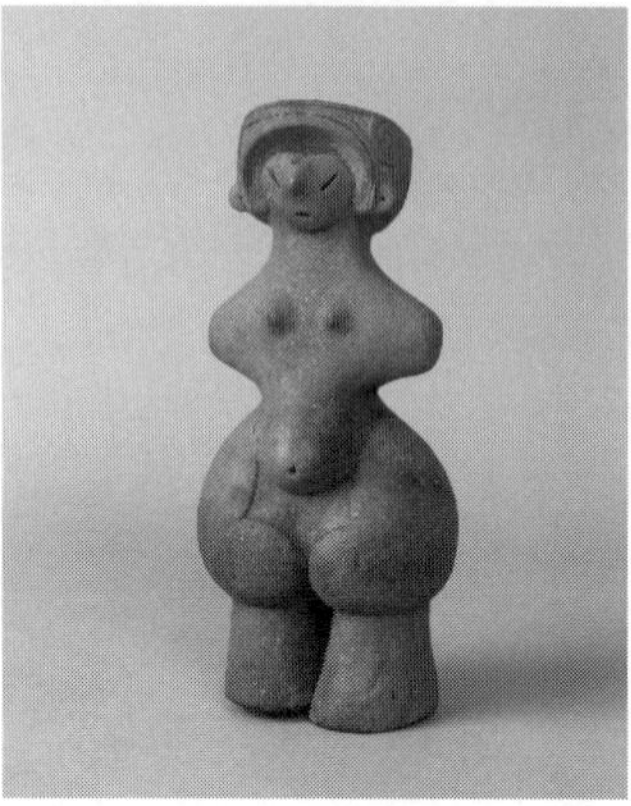

ばれるであろう豊満な肉体美を示威しています。
人類は極めて長い間、低栄養と闘ってきました。奴隷の犠牲の上に成り立っていたギリシア市民、ローマ帝国の貴族などは、かろうじて飢餓から免れていました。しかし、国民全体に総エネルギーが何とか行き渡る国家が出現してから、まだ1世紀も経っていないのです。いまだ世界の10億人は飢餓状態です。アジア太平洋地域に6億、サハラ砂漠以南のアフリカでは2億6000万人がいまこの瞬間も飢餓にあえいでいます。
栄養の行き渡らない国民は免疫力が弱いので、感染症で死亡しやすいため短命です。一部の特権階級は栄養に恵まれ、太っていて長生きする。少し長いスパンで見ると、健康の価値観と美意識は合致するので、そうした国で太っている人が美しいとされるのは当然なのです。

しかしその国民に必要な健康観が外来のコピーや美意識により歪《ゆが》められることはしばしば起こりうるのです。BMIが21くらいしかなく、国民全体がもっと食べて太らなければならない時期にやせ信奉が始まった日本はその典型例です。『ローマの休日』が日本で上映されたのは1954（昭和29）年であり、戦後10年も経っていない頃でした。メトロポリタン生命保険会社の報告が出されたのは1959（昭和34）年であり「もはや戦後ではない」と虚勢を張り始めた時代でした。しかし現実には肥満の害など出現しようもない頃です。

無理なダイエットは美容に悪い

きちんと栄養を摂っていてもやせている人はいます。ある程度までは体質的なものにも左右されます。しかし、長年ダイエットをしている人の肌は乾燥し、さまざまなトラブルに見舞われます。脂肪や水分をむやみに減らすことは、美容にもよくありません。皮膚に適度な水分があり、骨と皮膚の間に筋肉のみでなく、程よい脂肪もあって柔らかく、ハリがある状態が望ましいのです。

皮膚を覆っている脂肪には、外部からの細菌や汚染物質、外気の刺激などから肌を守る役目があります。体の免疫の最前線にいるのが皮膚を覆っている脂肪なのです。したがって、サウナで行うアカスリなど、愚の骨頂です。

無理なダイエットをしていると、脂肪のみでなく体内のアルブミンというタンパク質も不足してきます。このアルブミンは免疫力を高めるとともに細胞のなかに水分を貯《たくわ》える役目も持っています。これが不足すると、加齢に伴う細胞の水分減少を早めてしまいます。すなわち、みずみずしい肌の美しさを損ねてしまうのです。

やせ志向の根底には、美への憧憬があります。しかし、肉を忌避して野菜ばかり食べるタイプのダイエットは、美への反逆でしかありません。

腹囲男性85㎝、女性90㎝の根拠となった論文の誤り

40～74歳の特定健康診査では、腹囲が計測されます。男性85㎝、女性90㎝以上は〝メタボ〟の疑いとされます。男性の場合ＢＭＩにすると23・5くらいになります。国民健康調

査を参考にすると中年男性の平均値です。この基準からいくと、受診者の半数が〝メタボ〟あるいはその予備軍となることはすでに述べました。ＢＭＩ22をもっとも良しとする基準は、これに先立ち２０００年に日本肥満学会が作ったものです。

いろいろ基準が錯綜《さくそう》し紛らわしいことこの上ありません。特定健康診査の腹囲以外の項目も、国民の平均値以下の値を異常値としているものもあり、あまりにも多くの受診者が引っかかるので、スクリーニングの項目をときおり変えたりしています。受診者のみでなく診査を実施している現場でも多くの戸惑いがみられます。

特定健康診査で用いられている男性の基準、腹囲85㎝では、対象者の半数が該当し、また、もっとも長生きする受診者を〝メタボ〟扱いする結果となっているのです。国際糖尿病連合が再三、男性の基準を５㎝上げて90㎝に、女性の基準を10㎝下げて80㎝とすることも勧告してきました。

しかし、日本の関係者は、「内臓脂肪を測定した結果による」ことを理由に、頑固にこの勧告を拒否してきました。実は根拠となった内臓脂肪を測定した研究（Ｃｉｒｃ　Ｊ　66巻９８７頁　２００２年）は致命的な欠陥を持っていて、ミスリードの元凶となっているのです。

この研究は、20～84歳の男女１１９３名の内臓脂肪、腹囲、ＢＭＩを測定し、肥満関連の異常の出現数との関連をみたものです。

ＢＭＩ（ｘ軸）と肥満関連の異常の数（ｙ軸）の関連をみたのが**図表２‐５**です。ＢＭＩが大きくなると異常数が増えていると説明しています。しかし、ＢＭＩが25以上いくつになっても異常数は２にはなってはいません。ＢＭＩ38の高値のところでもＢＭＩ25と同じく異常数は１です。ＢＭＩでみたのと同じく、**図表２‐６**はｘ軸にＢＭＩの代わりに内臓脂肪面積をもってきて関係を見ています。ＢＭＩでみたのと同じく、内臓脂肪の面積がいくら大きくなっても、異常数は２にはなりません。面積が１８０㎠でも１００㎠でも同じく異常数は１なのです。

ともあれ、この論文はＢＭＩ25あるいは内臓脂肪面積１００㎠以上でも２には届かないが、肥満関連の異常数が少し増すので、これらをスクリーニング基準としたのです。内臓脂肪が１００㎠になる腹囲が男性でおよそ85㎝、女性でおよそ90㎝なので、それを特定健康診査の基準としたわけです。統計学の初歩を学んだ人にはすぐわかることですが、この論文は、看過できない基本的な過ちに満ちています。

まず、分析対象の年齢幅は20～84歳と60歳以上に及んでいます。ここで肥満関連の異常とされている高血圧（最大１４０以上最低90以上の双方、あるいはいずれか）にしろ、高コレステロール血症（２２０㎎以上）にしろ、加齢とともに増加します。

若い年代ではＢＭＩも低く内臓脂肪面積も小さく、また高血圧や脂質異常症の頻度も小

図表 2-5　BMI と肥満関連異常の数の関係

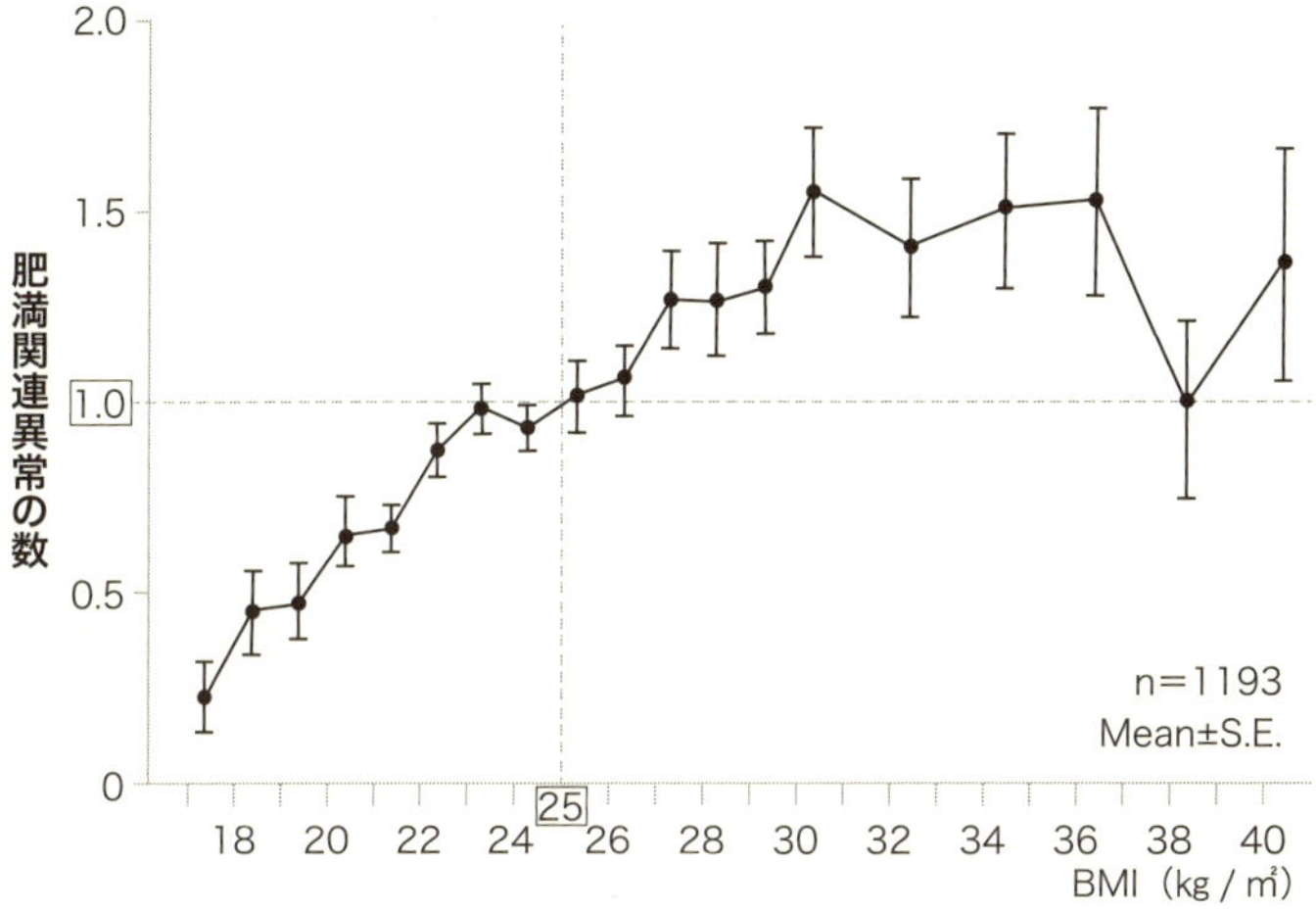

出典：The Examination Committee of Criteria for Obesity Disease in Japan, Circ J 2003;66:987

図表 2-6　内臓脂肪面積と肥満関連異常の数の関係

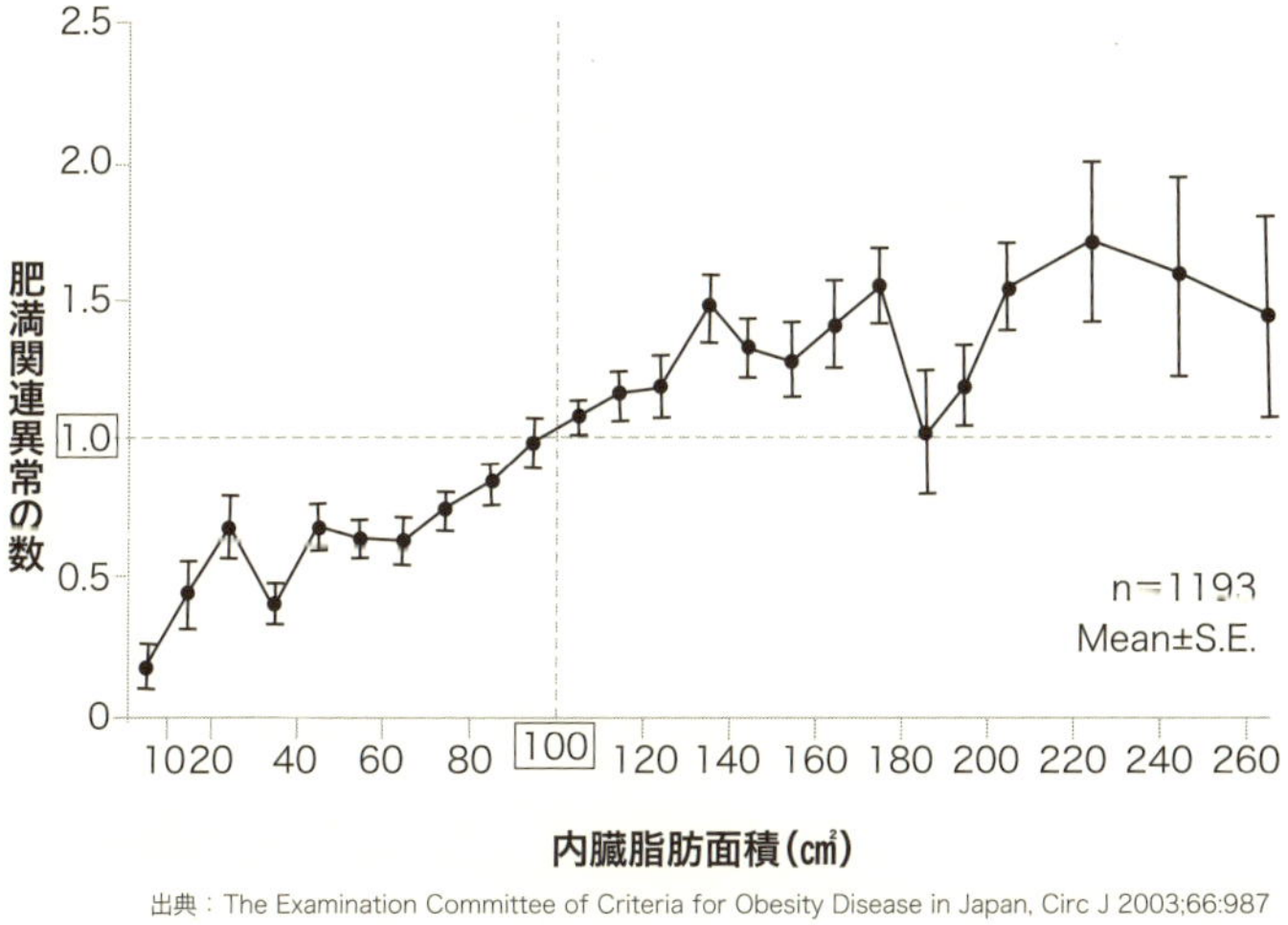

出典：The Examination Committee of Criteria for Obesity Disease in Japan, Circ J 2003;66:987

さいので、図表２－５、図表２－６のような結果となるのです。この場合の年齢を交絡要因と呼びます。つまりＢＭＩや内臓脂肪が異常（数）の真の原因となっているのではなく、年齢を媒介として見かけ上関連しているに過ぎないのです。

真の因果関係を見るには、２つのやり方があります。いくつかの年齢群、たとえば20〜29歳などの10歳区分に分け、各々の年齢群でＢＭＩや内臓脂肪と異常数の関係をみるのがその1つです。もう1つは統計計算によって年齢の影響を取り除く方法です。しかし、この論文で採用している血中中性脂肪値は一般に、男性で40歳代、女性では60歳代まで加齢に伴い上昇し、それ以降下降します。統計計算上、年齢の影響を取り除く（統制する）場合も、中性脂肪値が加齢に伴い上昇していく年齢群と下降していく年齢群に大別しての解析が望ましいといえます。

また、男性の腹囲より女性の腹囲の方が大きくてよいという国際的にも悪評の高い基準も、やはり、同じように初歩的な統計手法のミスに起因しています。

この論文では、男女を合算してＢＭＩ・内臓脂肪値と異常数値との関連を見ています。しかしこの論文の調査が行われた頃の日本人の血中中性脂肪には、大きな性差がありました。国民健康栄養調査の２００１年の調査では、20歳以上の日本人の代表サンプルでの平均値は男性１５７・３㎎、女性１２１・１㎎と、30㎎以上の差があります。このように性

図表 2–7　中性脂肪レベルと原因別死亡率

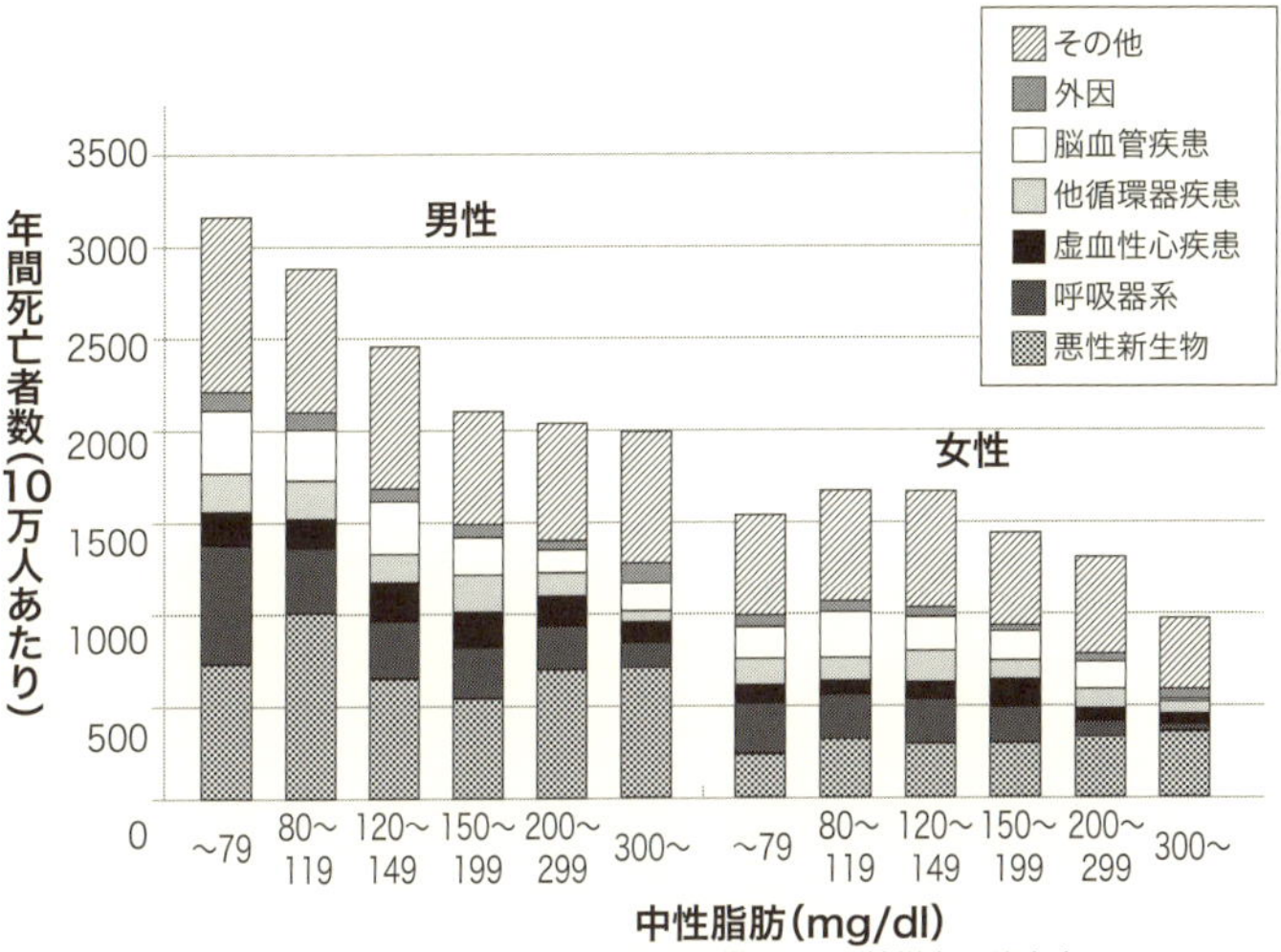

出典：大櫛陽一、小林祥泰：脳卒中 2009;18: 21

差の大きい項目を含めて検討する場合、男性と女性に分け、その項目の異常値を男女別に設定して解析することが必須です。そうすると、身長が低いのに腹囲は女性の方が大きくてよいとする現行の基準は修正され、国際糖尿病連合の日本人用基準に近づくはずです。

　ともあれ、この論文で設定している肥満関連の項目のうち、中性脂肪や血圧の値は国民の平均値を下回っています。平均値以下を異常とすれば国民の半数以上が異常とされてしまうのは理の当然です。

　また、大櫛陽一氏らは男女共、中性脂肪の値が高いほど死亡率が低いことを示しています（図表2-7）。中性脂肪が高値であることを異常とすること自体も、再検討すべきだと考えられます。

いずれにせよ、職場で働いている中高年の過半数に〝メタボの疑い〟のレッテルを貼って生産力を奪い、医療費の高騰をもたらした基準を生み出したのが、致命的な欠陥を持つ論文だったのです。

まことに遺憾な状況というべきです。他人事ではありません。健康問題に関わってきた私としても、忸怩《じくじ》たる思いです。私の他にも、この論文の致命的な欠陥を指摘してきた識者が存在します。しかし、大勢を変える力を持ちえなかったことを反省しなければなりません。

「人間は考える葦《あし》である」の格言で知られるパスカルの『パンセ』に曰く、「正義なき力は圧制であり、力なき正義は無力である」。遅ればせながらアクションを起こすときではないでしょうか。

子どもの肥満問題の落とし穴

小児の肥満が増えているという主張が間違っていたことは後で述べることにしますが、

この議論のなかで抜け落ちていた見識があったことを指摘しておく必要があります。それは肥満が増えているとする論者にも、それに反対している私たちにも共通した欠落です。

1つは、この議論の期間中に平均生下時体重が減少し、2500g未満の低体重児が増加してきたことです。日本人の総エネルギー摂取量のピークは1970年でしたが、生下時体重のピークは1980年。生下時体重は3180gで、2500g未満の体重児の割合も5・6%と史上最低となりました。

しかしその後、生下時体重は減少していき、1990年には3120gに低下、2500g未満の低体重児の割合は6・33%に上昇しました。さらに、2000年には平均生下時体重が3030gまで低下、低体重児は8・64%に増加しました。

2010年には生下時体重は3000g、低体重児は史上最低であった1980年の倍近い9・02%に達したのです。日本の女性の平均結婚年齢は30歳。この年代の女性のダイエット思考はかなり極端です。1995年以降、国民栄養調査で年代別の栄養摂取状態が公表されています（図表1-2、23ページ）。表を見ると、30歳代の女性の総エネルギー摂取量の低下が著しいことがわかります。

妊婦に対し体重を10kg以上増加しないように指導する産科医が目立つようになりました。妊娠中毒症を予防するためといわれています。しかし、胎児の体重3kgと羊水7kgを合計して平均10kgくらい体重が増加するのは、ごく平均的と考えられます。しかし、この平均を上限と設定した場合、平均値はもっと低くなるのです。妊婦が無理なダイエットを志向するからです。

小児肥満の論者に欠けていたのは、生下時体重のトレンドに関する認識のみではありません。低体重児の将来に関する欧米の研究に対しても反応が鈍かったのです。その後1990年代に入り、欧米の研究者から、低体重児は将来、高血圧、糖尿病、心臓病などの生活習慣病になるリスクが高いことを示す研究結果が次々に発表されるようになりました。

しかし、これらの研究結果に鑑みて、日本の子どもの現状を憂いている産科や小児保健の専門家はまだ少数です。小児肥満が将来の生活習慣病になることを心配しながら、もっと確かな将来の生活習慣病の危険因子である、低生下時体重には関心を持たない日本の専門家という存在は何なのでしょうか。

ともあれ、老人が成人のなれの果てではないように、小児は成人への単なるプロセスではありません。低体重児の問題は、将来の生活習慣病のリスクになるという理由でのみ深刻なのではありません。低体重児が成長過程で蒙《こうむ》るさまざまな心身の、また社会的阻外を予防する視点を持たなければならないのです。

やせとダイエット志向のツケが社会の至るところに回ってきたのです。

3　日本人の体格に関する正しい不養生

日本人が長生きをするＢＭＩは24～27

さて、やせていると長生きをするのか、太っていると長生きをするのか。さまざまな情報が氾濫し、整理がつかなくなっているのが現状です。ここでは、現在の日本人にとってもっとも妥当なエビデンスを紹介しましょう。その前に肥満度と寿命の関係が、時代によりどのように変化してきたかを見て、さらに比較文化的にもこの命題を検討していきます。

19世紀の終わりから20世紀の初めにかけて、平均寿命が50歳を超えるいくつかの国が欧米のなかに出現しました。それまでは、人類は飢餓と感染症に悩まされてきました。20世紀に入っても一部の欧米先進国以外は感染症を克服できませんでした。わが国も１９５５年まで死因の第１位は結核でした。

国民の死因の種類が感染症である国々は、環境問題だけで語れるものではなく、総エネルギーやタンパク質の摂取量が少ない開発途上国型の低栄養状態にあります。このような国々ではBMIの平均値は低く、BMIが高い方が長生きするのが一般的です。ふくよかな人は憧憬の的となります。健康で長生きし、さらに美しいともされるのです。

しかし、当然といえば当然ですが、このような開発途上国から研究データが生産されることはほとんどありません。そんな余裕がないからです。一方、先進国で検討されたBMIと長生きの研究結果は、宣伝コピーとなって開発途上国にも流入します。やせているほど長生きすることを示したアメリカのメトロポリタン生命保険会社の報告が出されたのは、1959年です。これが「ベルトの穴が1つ増えると寿命が○年縮む」というコピーとなって、世界を席巻したのはすでに述べたとおりです。

ちなみに1959年のわが国のBMIの平均値は、年齢により少し異なりますが、21～22の範囲にありました。わが国よりももっと栄養状態の悪かった東南アジアや南アフリカの国々では、これをも下回っていました。このコピーに感化され、もっと栄養を改善しBMIを高めなければない国々が、やせを志向するようになっていきました。現実と意識の恐ろしいギャップです。欧米先進国は、終戦前は武力をもって、終戦後は健康思想のコピーをもって開発途上国を苦しめる結果となっていたのです。

その国の栄養状態が改善し、BMIの平均値も22を超えるようになると、BMIの中位の群がもっとも長生きするというデータが一般的となります。**図表2-8**は1980年か

図表2−8　累積年齢調整総死亡率の相対危険度

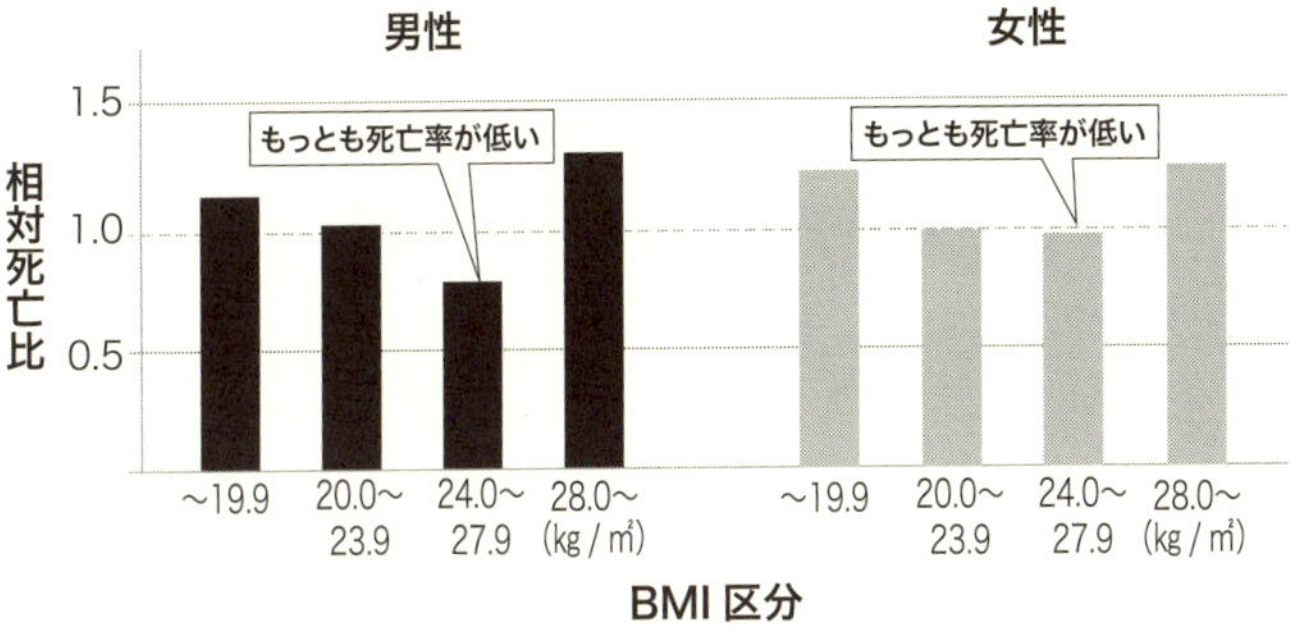

出典：日本循環器管理研究協議会 循環器疾患基礎調査成績に基づく医療のガイドライン報告書 1996

ら日本人の30歳以上の代表サンプルを14年間観察した結果です。男女ともＢＭＩが24・0〜27・9でもっとも死亡率が低いという結果が出ています。つまり長生きをするというデータです。

興味深いことに、このような時代になっても、栄養状態のあまりよくない集団においてはＢＭＩが低いほど死亡率が高いというデータが生まれます。**図表2－9**は、私たちが養護老人ホームの入居者1777名を5・5年間追跡した結果です。この調査では、もっともＢＭＩの低い群の死亡率がもっとも高いことが示されました。この養護老人ホームの入居者は、生活機能は地域住民と比較してそれほど悪くはありませんでした。しかし経済的弱者ではありました。老人ホームに入居してからの食生活は悪くないが、

図表2−9　養護老人ホーム居住者のBMIと5・5年間死亡率の関係

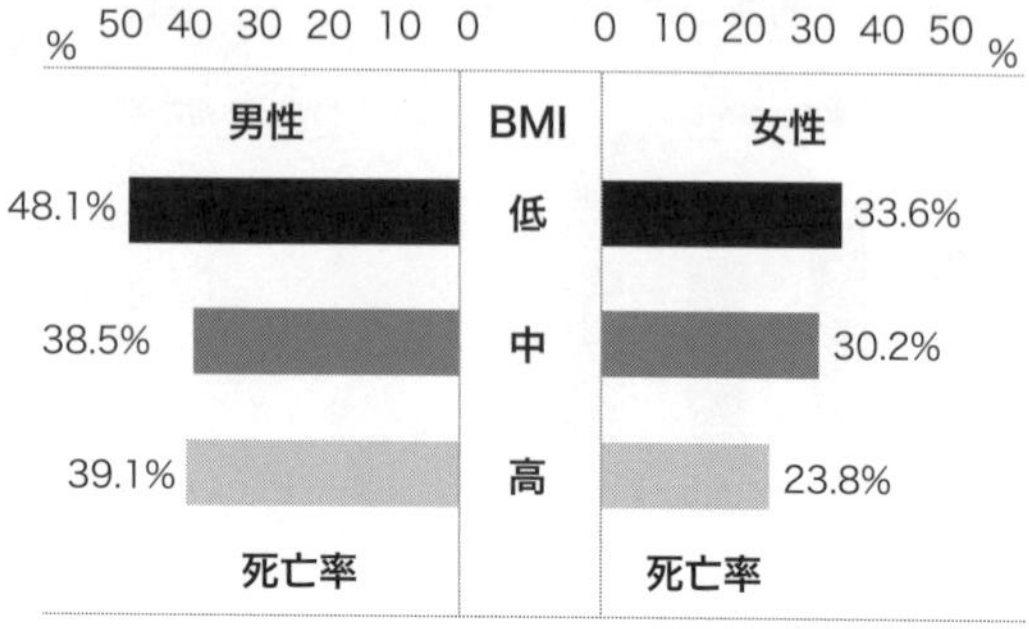

出典：芳賀博他 日老医誌 1981; 18: 425

入居する前は悪かったのです。

したがってＢＭＩも同じ年代の日本人の平均値より低く、このなかでもＢＭＩの低い群の死亡率が高いという結果となったのです。

この私たちのデータは、地域社会のなかでも、所得格差などによりＢＭＩと死亡率の関係は違ってくる可能性があることを示唆しています。ＯＥＣＤ（経済協力開発機構）のなかでも日本の高齢者の所得格差は大きい方に位置しています。高齢者の低栄養の大きな要因の１つは貧困であることに留意すべきです。

わが国以外の東アジアの国々のＢＭＩと死亡率の関係も明らかとなってきています。**図表2-10**は韓国の30～59歳の男女70万人あまりを8～10年間追跡した結果です。もっとも死亡率が低いのはＢＭＩ25～26・9であり、日本と同じような結果となっていません。図表には示してありませんが、女性の死亡率のもっとも低いのはＢＭＩ20・０〜22・９であり、日本より少し低めです。**図表２－11**は中国の40歳以上の15万名あまりを10年近く追跡した結果です。男性ではＢＭＩ24・０〜24・９、女性ではＢＭＩ25・０〜26・９の死亡率がもっとも低いのです。

同じ東アジアの民族にあっても、もっとも高い死亡率を示すＢＭＩは日本人ではあまり男女差がなく、韓国では女性の方が低く、逆に中国では女性の方が高い。このような関係の性差は、本質的なものなのか偶然的なものなのかはよくわかりません。

いずれにせよ、同じ東アジアの日本、韓国、中国のもっとも低い死亡率を示すＢＭＩには、大きな差は認められません。一方、アメリカの様相は大きく異なります。**図表２－12**は１９７１年にスタートしたアメリカの代表サンプルの追跡結果です。ＢＭＩ25・０〜29・９の死亡率がもっとも低く、明らかに高くなるのはＢＭＩ35・０以上ということになります。

つまり、ＢＭＩの中位の群の死亡率がもっとも低いことは、東アジアの国々にもアメリカにも共通しているのです。アメリカ以外の欧米諸国のデータもほぼ同じです。

こうしたＢＭＩ中位の死亡率がもっとも低く、やせと肥満の方で同じくらい死亡率が高いパターンは、Ｕ字型と呼ばれます。ＢＭＩ中位の死亡率が最低で、高ＢＭＩの死亡率が

図表2−10　韓国男性（30〜59歳）のBMIの死亡率への関連

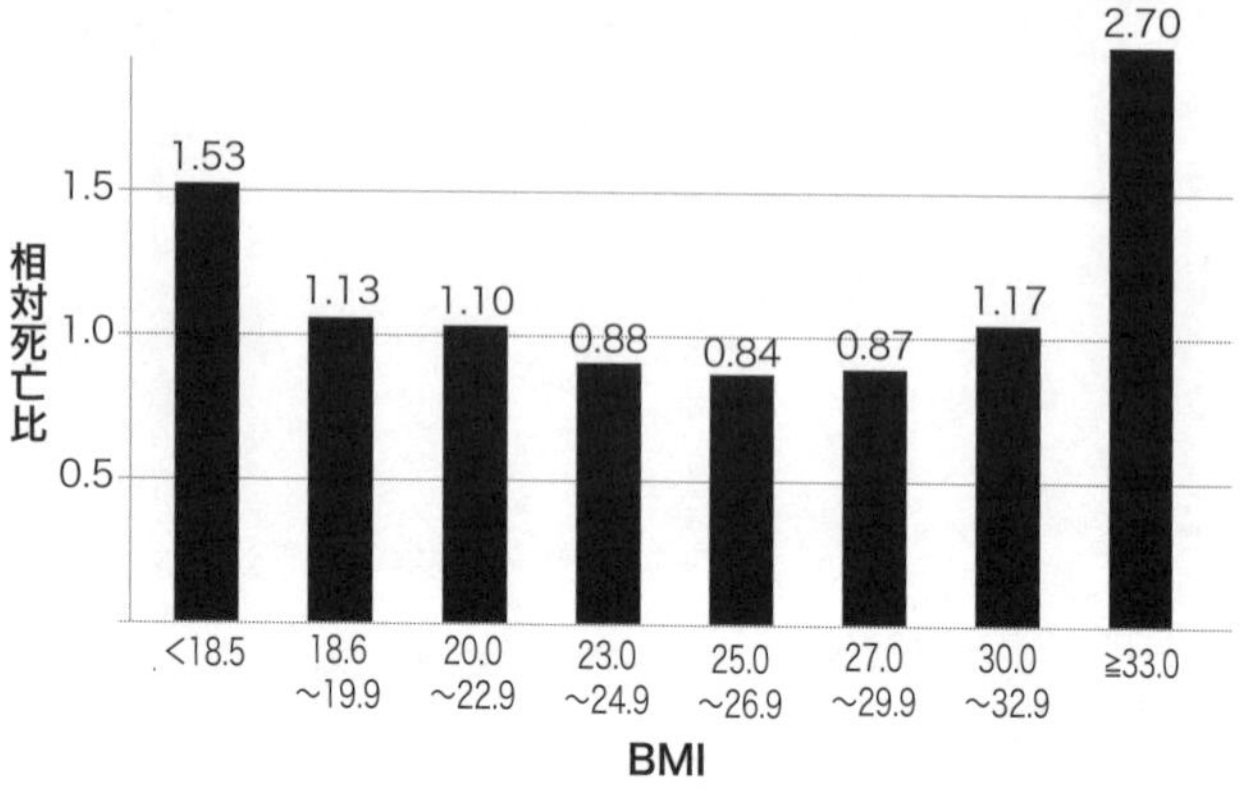

出典：Ohw. W et al. Obes Res 2005;12:2031

図表2−11　中国男性サンプル（40歳以上）のBMIの死亡率への関連

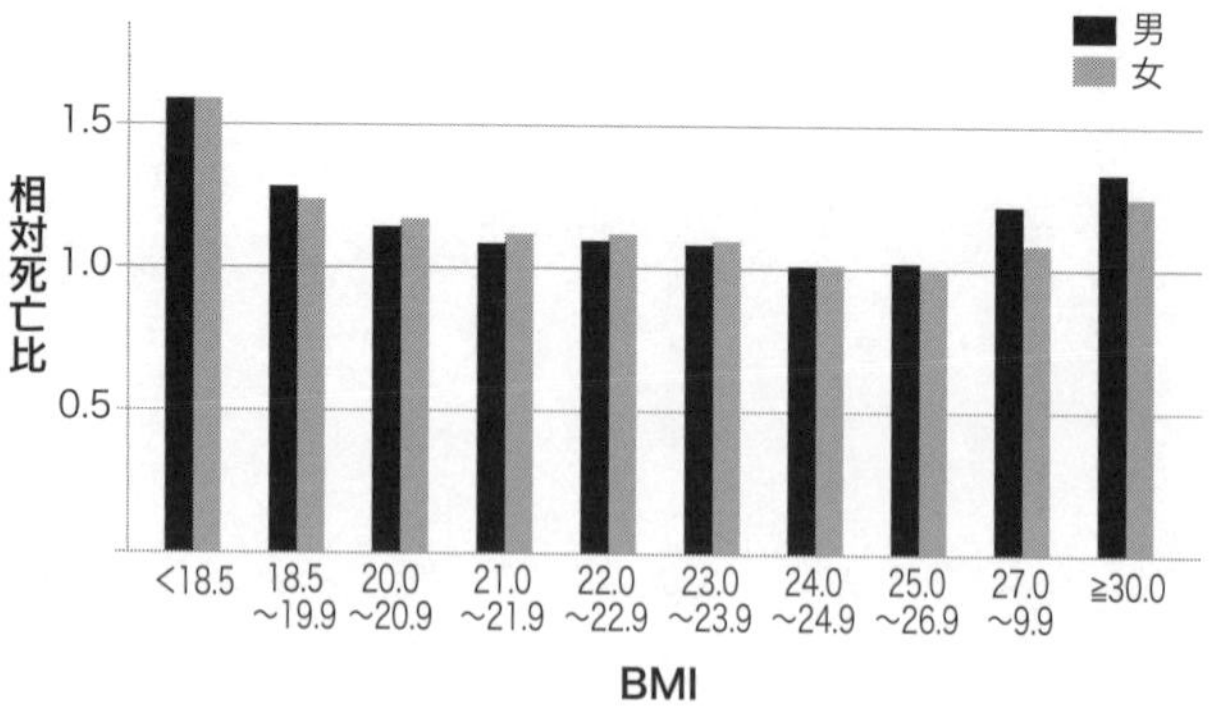

出典：Gu D et al.JAMA 2006;295:776

図表 2−12　アメリカ代表サンプルにおける BMI と死亡率
（18.5 〜 24.9 を 1 とする相対死亡比）（NHANES 研究）

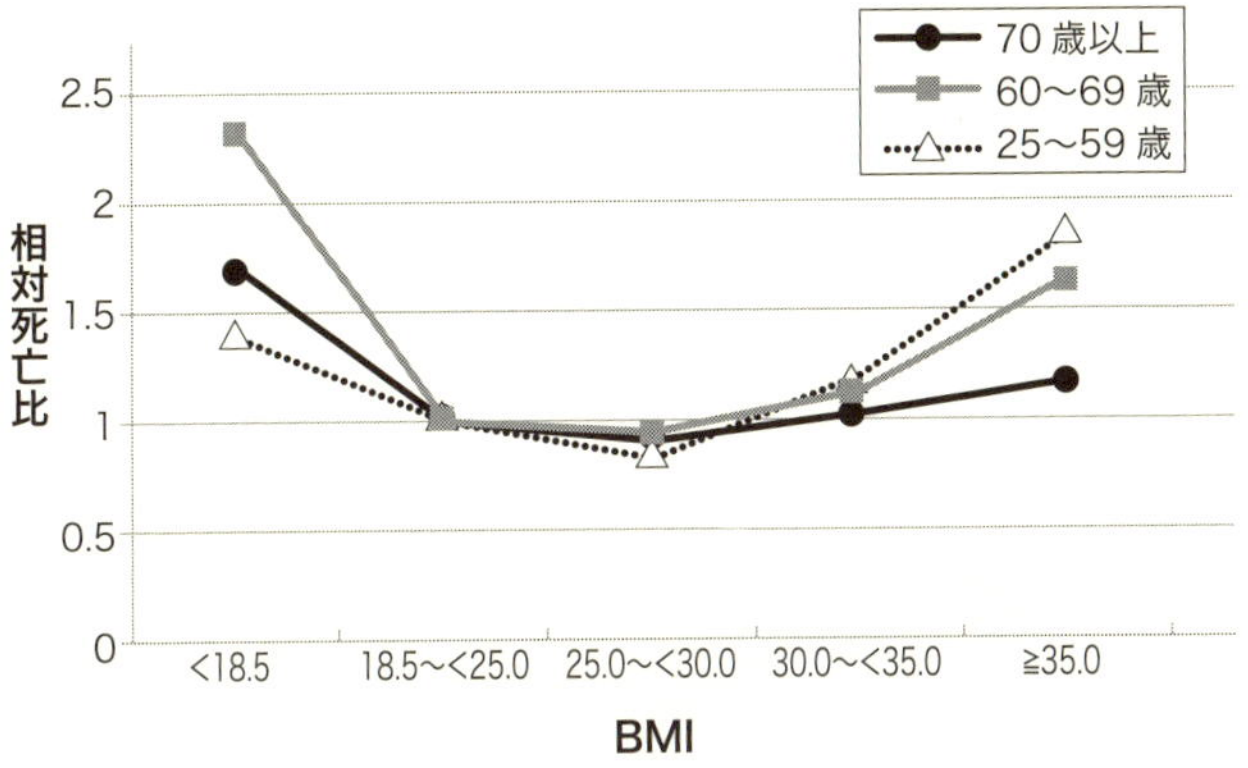

出典：Flegal KM et al.JAMA 2005;293:1861

低ＢＭＩの死亡率を上回っている場合、これをＪ字型、その反対は逆Ｊ字型と呼ばれます。このような微細なパターンの違いは、その対象の特性、年齢、サンプリング方法によっても生ずるものです。

ＢＭＩと死亡率の本質的な関係は、東アジアの国々とアメリカで違いはありませんが、死亡率のもっとも低いＢＭＩの数値には違いがあります。アメリカの数値は高く、35を超えなければ死亡率が上昇しないといって差し支えありません。ともあれ、２０００年に日本肥満学会が発表したＢＭＩ22がもっともよいとするコメントは、中高年を対象とした研究では全く当てはまらないのです。

実は、アメリカのように1世紀前から国

民の総エネルギーが満たされてきた国と、日本や開発途上国のように総エネルギーが不足してきた国民（民族）とでは、肥満の成因と影響が異なるのです。

まず、肥満の起こるメカニズムが異なります。長い間、総エネルギー摂取量が不足していた民族には、節約（倹約）遺伝子が働くようになり、同じカロリーを摂っても体重を増加させやすくする傾向があります。これは、南アフリカや大洋州のもともとの住民によくみられる現象です。

エネルギー摂取量の増加は、その国が急に工業化することによってもたらされることもあります。農村から都市部に移住したことによって起こることもあります。

肥満による害も、長い間エネルギー摂取不足であった民族に生じやすいのです。日本人にもそれが当てはまります。日本からハワイに移住した人々は、日本に住み続けた人々より少しＢＭＩが増え、世界一の長寿民族グループとなりました。しかし、日本からアメリカ大陸に移住した人々は、ハワイの日系人よりさらにＢＭＩが増え、アメリカの白人より動脈硬化性の疾患にかかる人が増えたのです。

ＢＭＩが低過ぎることが長寿の妨げになることは、これまで示した数々のデータで明らかです。しかし、日本人がアメリカ人と同じようにエネルギーを摂取するようになると、アメリカ人以上に動脈硬化性疾患や糖尿病になりやすくなるのも事実です。

アメリカの戦後のプロセスは極めて興味深いものです。1960年以降総エネルギーに占める脂肪エネルギーの割合を減らすことに血道をあげてきました。1977年のマクガバン委員会（アメリカ上院栄養問題特別委員会が世界から学者を集めて食事と健康を調査したもの）は、脂肪エネルギーの割合を現行の42％から30％に下げることを勧告しました。ちなみに日本は20％強でした。

しかし皮肉なことに、脂肪を控えた分、炭水化物が増え、肥満は倍増しました。それにもかかわらず、この間のアメリカの肥満に関する疾患（心臓病、脳卒中、糖尿病）の死亡率は減少したのです。肥満に対する抵抗力が強いのでしょう。

誤解のないようにお断りしておくと、私は現状の低エネルギー摂取を改善すべきことを強調していますが、わが国の1970年当時に戻すことを含意しているに過ぎません。北朝鮮を除くと東アジアで最低となった総エネルギー摂取量を、韓国や香港並みにすることが重要なのです。

アメリカ人のエネルギー摂取量は、日本人を1000キロカロリー（30％）上回っています。この真似《まね》をするとアメリカ人より肥満が多くなり、アメリカより肥満に関連する疾患の発生やそれによる死亡が多くなることは既に述べたとおりです。

高齢者のBMIは中年より高くてよい

ここで高齢者のBMIと余命や死亡率との関係をみた、日本における代表的なデータを紹介します。図表2－9（120ページ）に示したように、所得が低く長い間低栄養に悩まされた高齢者では、BMIが低いほど死亡率が高いのが一般的です。

図表2－13は多くの示唆に富む研究結果です。宮城県大崎市で40～79歳の住民を12年間追跡した結果です。40～64歳ではBMI23～25の死亡率がもっとも低く、65～79歳ではBMI25～27・5の死亡率がもっとも低いという結果です。つまり、もっとも長生きをするBMIは中年よりも高齢で高くなるのです。社会一般の認識がいかに科学的エビデンスとかけ離れているかがわかります。

2006年にアメリカで1345名を対象として、21歳から73歳までの52年間の体重の変化とその後の死亡率の関係をみた論文が発表されました（Conda MMetal Am J Epidemicl 163巻938頁 2006年）。

この調査において、73歳以降のもっとも死亡率が高かったのは、21歳のときBMI18・5未満で、75歳までに5％以上体重が減少したグループでした。逆にもっとも死亡率が低

図表 2−13　Body Mass Index（BMI）と死亡リスク（男性）

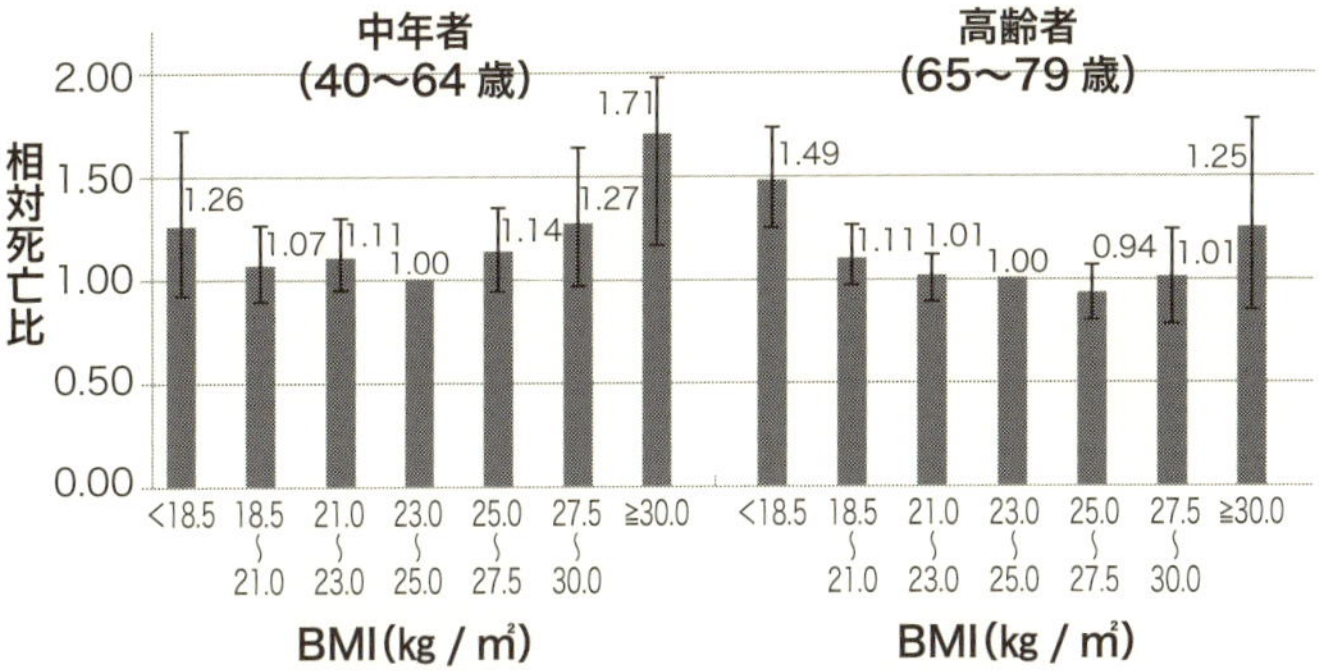

出典：Nagai M et al:J Epidemiol 2010；20：398

かったのは、21歳のときBMI18・5〜24・9であり、52年間に15%（10kg）以上体重が増加した群でした。この対象群全体では、52年間に平均6kg体重が増加していました。しかし、もっとも長生きしたのは、平均より大きく体重の増加した群なのです。

「若いときの体重を死ぬまで維持するのがよい」とか「年とったらやせた方がよい」とする俗説がいかに根拠のない迷信であるかが明らかにされました。いうまでもなく迷信とは、一般社会に広まっている誤解のこと。銘記しなければならないのは、一般大衆が一斉に、自然に特定の迷信に染まることはありえないことです。学者が発信し、それをマスコミが喧伝することにより、迷信は定着していきます。それが企業のコマーシャリズムに利用されたり、行政からの指針に組み入れられたりする段階に入ると、その矯正は極めて困難となります。

アメリカの研究の、「52年間に10kg以上体重が増える方がよい」というデータが、そのまま日本に当てはまるか否かは不明です。先に述べたように、アメリカ人では日本人より肥満の害が出現しにくいからです。いずれにせよ、加齢にともなって体重が増加しないのは開発途上国の特徴ですが、これが長寿にとってマイナスであることは確かなのです。

高齢者は中年者よりもBMIが高い方がよい理由について考えてみましょう。

1つは、中年期で、肥満で糖尿病もあり、高血圧もあって心臓の冠動脈硬化による心筋梗塞などで死亡した人々は、高齢者群には含まれていないことです。高齢者は中年期の生活習慣病で命を落とすことを免れた人々なのです。

一方、高齢になるに従い、肺炎が死因となることが多くなります。この肺炎は低栄養で老化が進み免疫力が低下すると発生しやすくなります。低栄養を表象するのは低BMIと低アルブミン血症です。BMIが高値の群では、老化に伴い増加する疾患の死亡率は低下します。

注目しなければならないのは、高齢者においては、特定の疾患に罹患した場合、その疾患の重症度と同じくらい栄養状態により死亡率が違ってくることです。アメリカの研究で、血中アルブミン値が低いと心筋梗塞による死亡率が高くなるとする報告がいくつかあります。これは2つのことを意味します。1つは低栄養により心筋梗塞の罹患率が上がること。もう1つは同じく心筋梗塞に罹患したとして、低栄養の場合に死亡しやすくなるということです。同じくアメリカの研究で、生活機能が低いと心筋梗塞の死亡率が上がるとも報告されています。生活機能の障害は、低アルブミン血症、低BMIなどに表象される低栄養がリスクとなります。最近、寝たきりではないが要支援状態の高齢者の状態を、「フレイル」などと呼ぶことが流行しています。フレイルの診断基準の第一は体重減少ですが、高齢者の生活機能の障害に体重減少はつきものなのです。

高齢期に体重が増えるのは、筋肉や骨ではなく脂肪組織が増えるためです。体脂肪も食物の脂肪も少ないことはヘルシーであるというコンセプトに汚染された人々には、この脂肪が増えることのメリットが理解できないのです。

神は人間の体に無駄なものを与えてはいません。骨と筋肉の上についている脂肪は外部からの衝撃を緩和する役目を果たしていて、同じく転倒しても、筋肉と骨と皮だけではきわめて壊れやすいのです。

栄養的にもエネルギーを貯蔵する役目を果たしています。日常の代謝の後に残った糖質も脂肪として貯蔵され、食物が不足したときはこれがエネルギー源として使われるのです。男性は皆、昔は他の動物と闘って食物を獲得する役目を担っていました。四肢に脂肪がつくことは運動機能を低下させるので、内臓に脂肪を貯えるようになりました。女性は脂肪を貯える腹腔のスペースが、男性より小さい。妊娠をすればさらに小さくなります。一方、他の動物と格闘して食物を得ることが主たる役目ではないので、脂肪は四肢を含め皮下に貯えられるようになりました。

体内の脂肪はさまざまなビタミンやホルモンの貯蔵庫の役目もしています。ビタミンは水溶性のものと脂溶性のものに大別されます。水溶性のビタミンB、Cは水に溶けてしまうので、肝臓くらいしか貯蔵場所がありません。脂肪性のビタミンA、D、Eなどは脂肪繊維に貯蔵されているのです。筋肉や骨の強化のためにはビタミンDの働きが必須ですが、脂肪組織が減少することはそれに不利となるのです。女性ホルモンも卵巣からの分泌が減る高齢期には脂肪組織から分泌されます。

生活習慣病を予防するためには、アディポネクチンやレプチンというホルモンの働きが重要であることが注目されてきています。これらは脂肪組織から分泌されます。実は糖尿病は栄養過剰となった先進国に多いものですが、極端に栄養の悪い開発途上国にも多いのです。メカニズムは異なるものと考えられます。体脂肪が極端に減少することにより、糖尿病を抑制しているアディポネクチンやレプチンの分泌が不足し、開発途上国型の糖尿病を増やしているものと考えられます。

中年期と高齢期では、命取りとなる病気のかかわり方が違ってくるのです。中年期は老化があまり進行しておらず、心筋梗塞や大きな血管の脳卒中、ガンなどが命取りとなります。その原因や疾患そのものを早期発見することが肝要になってきます。一方、高齢期には老化が進み、1つずつでは軽症でも、それが複合されて生命をおびやかします。しかも、病気自体の重症度もさることながら、生活機能の障害やその原因の低栄養が死を早めるのです。ＢＭＩが高い方が有利になるのはこのような事情によるのです。

ＢＭＩと介護のリスク

やせていると余命が短くなることは、これまで示したデータで明らかになっています。最近は生物学的余命とともに健康寿命（余命）が大きな関心を集めています。すなわち要介護＝障害に陥らないで、自立した生活を送る期間がどのくらいあるかということです。ＢＭＩがこのような要介護のリスクとどのような関係にあるかも、しっかり見極めなければなりません。

高齢者の要介護リスクとして、血中のコレステロールやアルブミンの関係を解析した研究は、私たちのものも含め少なくありません。一方、ＢＭＩを要介護リスクの関係で実証した研究は少ない。図表２－14に示した最新の研究は、極めて重要です。

この研究は、図表２－13と同様、大崎市の65歳以上の住民１万２３７６名を５・７年間追跡調査し、ベースラインのＢＭＩ別の要介護の発生リスクをみたものです。要介護の発生に関与する各種疾患、教育歴、喫煙、認知機能得点、うつ状態得点は統計的にコントロールして解析されています。

要介護状態全体に対するリスクは、ＢＭＩ25～27でもっとも低いのです。日本人の高齢者では、このＢＭＩ25～27の死亡率がもっとも低いことはすでに示したとおりで、もっとも長生きするＢＭＩと、もっとも要介護状態になりにくいＢＭＩが一致することは、不思議ではありません。高齢者は障害に陥った順に死亡していくからです。

一部の学者やマスコミが、生物学的余命を規定する要因と健康余命を規定する要因が異なると宣伝し、世の中をミスリードしているのです。この研究は、そのような偏見を打破する意味で大変貴重なものです。

要介護状態を個別的に見ると、ＢＭＩの関与のしかたはさまざまです。認知症はＢＭＩが低いほど発生率が高くなります。認知症の発生がもっとも少ないのは、もっとも長生きするＢＭＩより少し高めの27～29です。一部にＢＭＩが高いほど認知症になりやすいと主

図表 2−14　BMIと要介護リスクとの関連

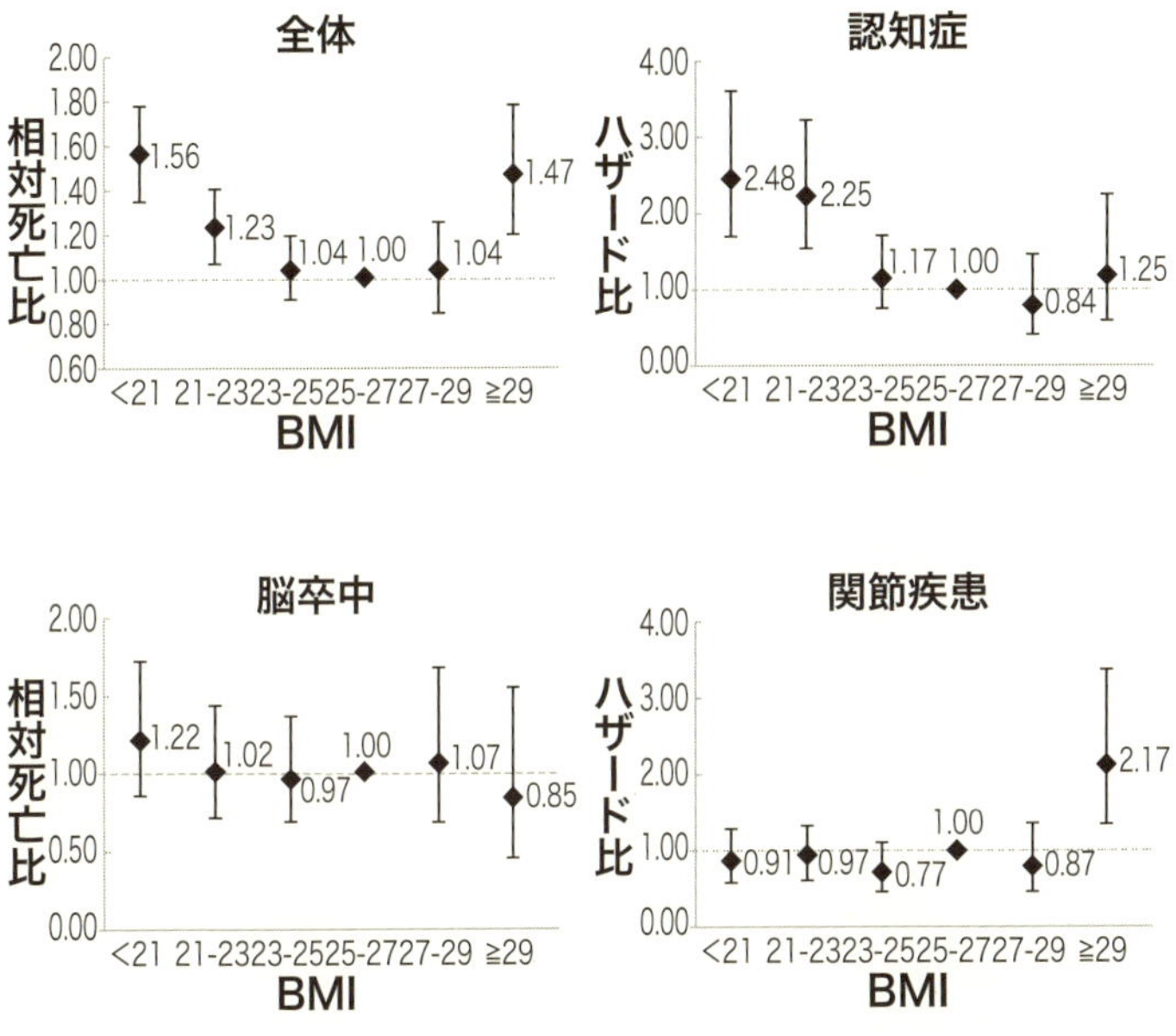

出典：Zhang S et al, Medicine 2016;95:31 cl4452

張する学者がいますが、大きな間違いです。

脳卒中に対するＢＭＩの関係はあまり明確ではありません。ＢＭＩ21未満のカテゴリーで少し高めになっています。後ほど血中コレステロールのところでも述べますが、日本人の脳卒中に対しては低栄養がリスクとなるので、このような結果になったものと考えられます。

関節疾患は、ＢＭＩ29以上で高率となっています。日本の高齢者ではＢＭＩ29以上になる頻度は極めて少ないのです。体重が増えると関節に負担がかかるからという理由で、もっとも理想的なＢＭＩ25～27の高齢者にまでダイエットを勧めるのは愚の骨頂です。

学童では肥満ではなくやせが増えている

すでに述べたように学校保健の分野では、せっかく毎年測定している身長・体重からＢＭＩなどを用いての肥満度のトレンドを見ていません。したがって、肥満度が平均的に増えているか減っているかは不明です。ただし、身長別の体重の分布を見る調査は行ってきました。すなわち身長別の体重の平均から20％以上体重が少ないとやせ、20％以上体重が多いと肥満と判定するわけです。

図表2－15は以上のような方法により求めた肥満とやせのトレンドを示したものです。肥満の増加よりはるかにやせの増加の方が多いのです。平均的な人は減り、その分やせと肥満の両方が増えていることを示しています。肥満度の平均値のトレンドは不明ですが、この図表から、肥満よりやせの増加が倍近いことが明らかになります。

やせが肥満以上に増えていることを故意に無視したのか気づかなかったのかはともかくとして、肥満の増加のみを主張するのが見当違いであることは間違いありません。

この肥満度の分布を見る方法は、理由はよくわかりませんが、２００６年から変更になりました。**図表2－15**を２００５年までにしてあるのはそのためです。１９５１年から現在に至るまでのトレンドを一貫して見ることができなくなっているのです。

変更された方法に従ってトレンドを見て、男女とも学童の肥満は２００６年以降減少傾向にあることを私は確認しています（社会福祉学52巻１６６頁　２０１１年）。

注目すべきは、２００３年から国民健康栄養調査で、６～14歳の肥満度を公表するようになったことです。それまでは20歳以上のＢＭＩしか公表していなかったので、画期的なことです。ここで用いられているのは、日比野式という方法です。学校保健で用いられている方法とは少し異なりますが、肥満度の平均からどのくらい隔たっている人がどのくら

図表 2−15　10 歳児における肥満とやせの推移

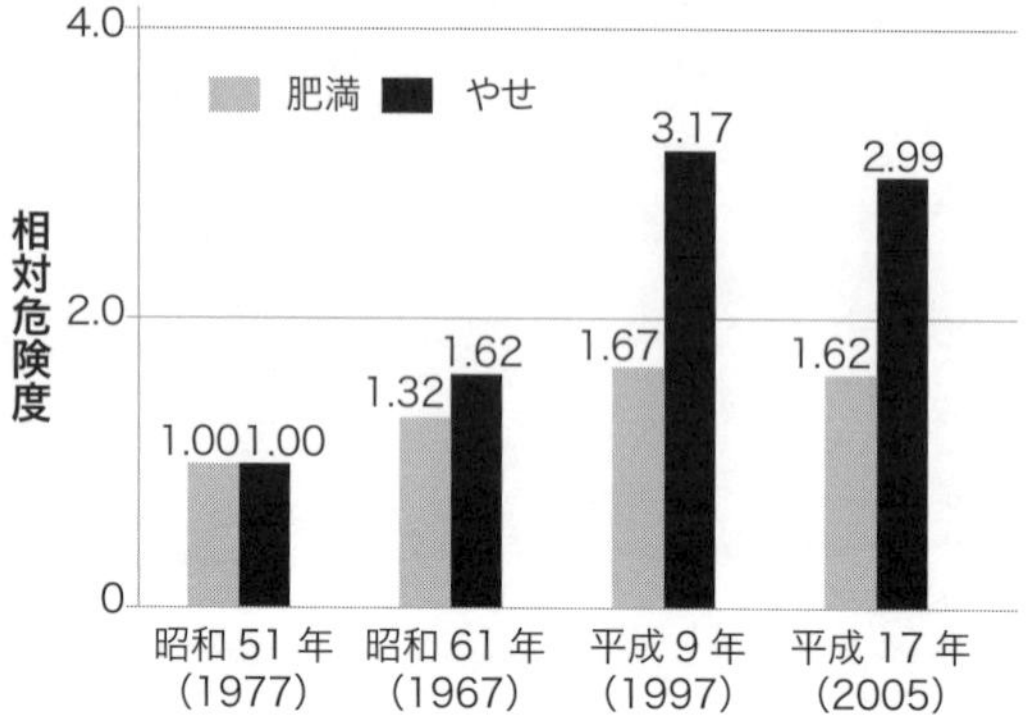

資料：文部科学省「平成 17 年度学校保健統計調査」
資料：文部科学省「平成 17 年度学校保健統計調査」
出典：柴田博　『病気にならない体はプラス 10kg』　ベストセラーズ　2008

いの割合で存在するかを見ることはできます。

この日比野式によっても肥満度（BMIなど）の平均値がどのように変化してきたかを知ることはできません。しかし、分布がどのようにシフトしてきたかを見ることにより、やせの方が増えてきたか肥満の方が増えてきたかを判断することはできます。ページの都合上データは省略しますが、明らかに肥満よりもやせの方に全体の分布がシフトしています。年々やせてきていると判断できるのです。

不思議なことに、かつて小児肥満の増加を主張して私と激論を戦わした小児科や小児保健の分野の人々が、今になって小児や学童のやせを問題にし始めています。テレビなどでそのことを知り驚いている次第です。正しい事実に気づいていただいたことは評価できます。

しかし、日本人の学者によくあることですが、自分自身がかつて小児肥満の増加を主張して世の人々をミスリードしてきたことには一言も触れていません。視聴者のなかには、かつては小児や学童の肥満が増えていたのに、最近はやせが増えてきたと誤解している人もいます。

しかし、事実は、小児肥満が増えていると主張されていた時代も今も、肥満よりやせの方が増えていることに変わりはないのです。自己批判をすることは、倫理的な点からのみでなく、その分野の専門外の人々に正しい認識を持っていただくためにも必須のことなのです。

成長期の肥満や血中のコレステロールに関しては、成長曲線の民族差や個人差にも注意を払わなければなりません。かつて小児成人病が問題になったとき、私たちは中学1年生の血中コレステロールの値がアメリカ人より日本人の方が高いことを発見しました。これは食生活の影響などではありませんでした。日本人の中学1年生は、まだ急速成長期以前であり、アメリカの中学1年生は急速成長の真っ只中だったのです。

急速成長期のアメリカ人の中学1年生は、コレステロールが体のフレームや生理物質に消費され、血中コレステロール値が低くなっていたのです。

また、女子は初潮を迎えると血中コレステロール値は低下します。日本人の中学1年の女子では初潮の経験者は約半数でした。しかしアメリカ人の中学1年女子は、ほとんど全員初潮を経験していました。性成熟にも民族による年齢差が存在するのです。

私には4人の息子がいます。長男が中学2年生のとき、保健室から肥満傾向だから食事制限をするようにとの指導がありました。これは、急速成長期に入る直前に肥満度が上昇する子が多いという認識が欠如していたためにこのようなこととなったのです。

長男は、高校入学時に身長が153cmしかなく、その後、急速に成長して高校卒業時には178cmに達しました。急速成長期が遅かったため、中学2年時の肥満度が同級生の平均を上回っていたのです。保健室の指導に従って食事制限をしていたら、その後の成長はなかったでしょう。このように成長期の小児や学童の肥満度は、その成長のダイナミズムのなかで評価することも大切なのです。

第3章

“コレステロールバイ菌説”の嘘

1 なぜ、コレステロールは悪者になったのか?

血中コレステロールへの錯誤

第二次世界大戦後、予防医学にもっとも大きなインパクトを与えたのは、アメリカ発の血中コレステロール危険説です。血中コレステロールが高いと動脈硬化による冠動脈疾患が増えるというコンセプトです。これが拡大解釈され、血中コレステロールはあらゆる疾患の元凶であり、「低ければ低いほどよい」とする狂信的なコピーが急速に世界に広がっていったのです。

このようなファナティシズムに批判的な学者は、これらの説を〝コレステロールバイ菌説〟と揶揄《やゆ》しました。一般にコレステロールであれ、免疫物質であれ、体内に存在している物質には決まった法則があります。それぞれ適切な範囲があり、多過ぎても少な過ぎても害をもたらすという定則です。免疫物質は不足すると感染症やガンのリスクが増しますが、多過ぎるとアレルギーを起こしたり、消化器などの臓器を攻撃したりするのです。

一方、毒や病原菌(バイ菌)は人体にとって異物なので、少なければ少ないほどよいとされています。本来人間の体に必要な物質であるコレステロールが、あたかもバイ菌のように扱われる社会風潮を憂いて〝コレステロールバイ菌説〟と命名されたのでした。

私は1965年に医学部を卒業しましたが、学生時代にはコレステロールのことはあまり習いませんでした。しかし、卒業して大学の医局に籍を置いた頃から、急に騒がしくなってきました。それは、1948年にスタートした、アメリカのフラミンガム研究と名づけられた疫学研究が、10年間の実績を引っさげて世界にインパクトを与え始めたからです。

この研究は、ボストン市の郊外にあるフラミンガム町において、30～59歳の地域住民を対象に追跡調査を行い、冠動脈疾患の危険因子を解明するためにスタートしました。アメリカの国立衛生研究所（ＮＩＨ）の主導で、いわば国家戦略としての使命を帯びて始まったのです。

このフラミンガム研究は〝コレステロールバイ菌説〟を生み出す上で大きな影響を与えました。フラミンガム以外の多くの研究は、血中コレステロール値が一定のレベル未満では、血中コレステロールと冠動脈疾患に関係はないとしています。しかし、フラミンガム研究のみは、もっと低いレベルから血中コレステロールと冠動脈疾患に直接的な正の相関があるとしているのです。

血中コレステロールのみでなく、血圧にしても血糖にしても、その値と冠動脈疾患の間に正の関係があるとしているのが、フラミンガム研究の特徴です。〝高血圧が人を殺すのではなく血圧が人を殺す〟という格言がここから生まれました。

疫学研究は、ヨーロッパや日本でも開始され、日本からアメリカ大陸やハワイに移住した人々を追跡対象とする研究もスタートし、フラミンガム研究のコンセプトは、その後大きな修正を余儀なくされるようになりました。

フラミンガム研究自体の知見もやがて大きく変化することは後で述べます。ともあれ、循環器疾患のフロントランナーであったフラミンガム研究で、血中コレステロール値も血圧も血糖値も低ければ低いほどよいとした初期のコンセプトは、全世界に多大な影響を与えたのです。しかも初期のフラミンガム研究の対象年齢は若く、主として冠動脈疾患に対する関係にのみ注目していました。しかし、そのコンセプトは高齢者に対しても、また冠動脈疾患以外の疾患にまで敷衍《ふえん》されて継承されていたのです。

〝コレステロールバイ菌説〟の日本への影響

やせ信奉のコピーが日本に入ってきたときと同じように、日本はまだ低栄養で動物性タンパクや脂肪を増やさなければならない時期に、〝コレステロールバイ菌説〟のコピーが侵入してきたのです。日本の先覚的研究者は、日本における疫学研究をスタートさせていましたが、フラミンガム研究よりスタートが遅れた分、その知見をまとめるのに時間がかかっていたのです。

私が大学の医局にいた頃の医学雑誌の座談会では、循環器系の内科教授が集まって、「日本人の血中コレステロール値の平均は１８０㎎くらいですが、フラミンガム研究によると１６０㎎未満にすると冠動脈疾患がきわめて少なくなりそうだ。日本ももう少し下げるべきだ」などと語り合っていました。

この頃は、日本の国民病といわれた脳血管疾患死亡率が、ようやく減り始めた頃です。第2章で述べたように、それは食肉や乳類の摂取の増加によるものでした。脳血管疾患が血中コレステロールの低い人々に多いことも、すでに報告されていました。

しかし、循環器系の内科教授の関心は日本において、圧倒的に死亡率の高い脳血管疾患よりも、冠動脈疾患の方にありました。１９３５年に設立された日本循環器疾患の中心テーマは、心疾患でした。日本脳卒中学会が設立されたのは１９７４年とかなり遅かったのです。

少なからぬ日本の医学者の研究的関心は、日本に多い疾患に関する研究ニーズよりも、欧米、とくにアメリカでどのような研究が行われているかにあります。いち早くアメリカの研究を追跡し、日本で一番乗りになることを目指している場合が少なくありません。研究が次第に国民のニーズから離れていくことになるわけです。

〝コレステロールバイ菌説〟のコンセプトは、医師の治療原理にも影響を与えます。いくつかの学会がその治療基準や、生活指導勧告値を出していますが、高い方の基準しか示されていません。私は、最近まで産業医の仕事をしていましたが、それを通して実地診療の実態がよく見えてきます。血中総コレステロール値が220㎎なので、抗高脂血剤のスタチンを投与され、半年経《た》って120㎎にまで低下しても、まだ服用しているといった例も少なくありません。

血中コレステロール値を下げ過ぎると、ガン、脳血管疾患、自殺やうつのリスクが高まります。また高齢者の健康寿命を延ばすのに必要な、ビタミンD、男性ホルモン、女性ホルモンは、コレステロールを原料としています。ストレスに抗するステロイドホルモンもまた、コレステロールを原料としているのです。中年期にこれらの物質を不足させて高齢期を迎える人が大勢いるわけです。

国民の半数が該当するようなメタボ健診の結果、不必要なまでに血中コレステロールを下げられているのが現実です。フラミンガム研究を含め、欧米におけるいずれの研究でも、女性の高コレステロール血症は、冠動脈疾患のリスクになってはいません。一方、閉経期以降は、血中コレステロール値は男性より女性の方が高くなります。あるとき、コレステロール低下薬を男性の2倍も女性が服用している日本の実態を見て、アメリカの知人の医師が私を詰《なじ》りましたが、返す言葉もなく、自分の無力に恥じ入るばかりでした。

〝コレステロールバイ菌説〟のコンセプトの発祥地はアメリカです。しかし、日本はそれを〝忖度《そんたく》〟しているうちに、いつの間にかアメリカ以上にコレステロールへの認知度が高く、アメリカよりも低い基準で治療を開始する国となっているのです。

コレステロールゼロ食品狂騒劇

〝コレステロールバイ菌説〟は、血中コレステロールのみでなく、食品の選択にまで影響を与えました。マヨネーズは卵黄を用いるので、もちろんコレステロールが含まれています。そのため、卵黄を用いないマヨネーズの開発に懸命になっているメーカーもありました。

実はコレステロールは人間の体のなかに160～180gくらい存在するのですが、その70～80%は食物からではなく、自力で供給しています。体内のコレステロールの25%は脳のなかにあり、末梢神経まで含めると37～38%は、神経系統のなかにあるのです。このように、脳にとってきわめて大切なコレステロールは、脳血液関門を通過してくる分では不足で、脳で独自に構成されているとする説が有力です。コレステロールは脳神経系の情報伝達に関与する物質とされているのです。不足するとうつや自殺願望、また認知症のリスクが高まります。

後にデータを示しますが、本質的に肉食動物である人間は、食事のコレステロールをいくら増やしても、血中コレステロール値は一定以上上昇しないことが実証されています。このことは、厚生労働省の『日本人の食事摂取基準2015』にも、コレステロールを目の敵《かたき》にしてきた日本動脈硬化学会のステートメントにも明記されています。

しかし、食品中のコレステロールを忌避する思想は、長い間、国民を蝕《むしば》んできました。最も安価でアミノ酸スコア100の食品である卵は、卵黄のコレステロールゆえ敬遠され、ついに国民の平均摂取量は1日1個を割り込んでいます。卵黄にはヨークレシチンという認知症予防に有用な栄養素も多く、まことに遺憾な現象です。

30年前までは、イカ、タコ、エビ、貝類にコレステロールが多いとされていました。肉やバターはコレステロールを上げるという理由で控えるように、イカ、タコ、エビ、貝類はコレステロールが多いという理由で同じく控えるように、とされたのです。

しかし、これは測定法の間違いによることがわかりました。従来の比色法では、コレステロールに似たステロール類をすべてコレステロールとみなされてしまい、3〜4割過大に評価されていたのです。コレステロールに似ていて非なるステロール類は、競合作用によりコレステロールを下げる作用があると考えられます。薬が「効く」原理です。さらに、これらの食品に含まれているタウリンや、EPA、DHAは、コレステロールを下げる作用があります。総合的には、イカ、タコ、エビ、貝類は血中コレステロールを下げる食品ということになるのです。

いずれにせよ、このような狂騒劇は〝コレステロールバイ菌説〟と、よい食品・悪い食品というふうに食品の差別化を図るフードファディズムのアンサンブルにより成立しているのです。

人間にとって、一度定着した先入観を払拭するのは大変難しいことです。先に紹介した新谷弘実氏の全く根拠のないと考えられる牛乳悪者説で低下した牛乳の一日当たりの平均摂取量は、いまだ100㎖強に低迷しています。しかもこの平均値は、学校給食により底上げされているのです。学校給食のない20〜39歳の女性の摂取量は、100㎖を割り込んでいます。

卵の摂取量も、男女とも1個を割り込んで久しいのですが、卵の摂取と血中コレステロールの関係がないとわかっても、摂取量が急に増えるわけではありません。つまり、〝コレステロールバイ菌説〟は日本人の真っさらな意識のなかに根づいたわけではなく、100年以上にわたる粗食信奉の土壌に根づいてしまったのです。その変革には長い時間がかかるでしょう。

脂肪に関する知識の欠如

〝コレステロールバイ菌説〟が広がったのには、これまで述べたような明確な原因がありますが、食品の脂肪に関する基礎知識が不足しているために、このような迷信を信じてしまうことも多いといえます。

食物の脂肪は油脂とも呼ばれます。常温で液状のものを油、固形のものを脂といいます。飽和脂肪酸が多いと融点が上がり、固形となります。バター、ラードはこのタイプです。一方、多価不飽和脂肪酸が多いと融点が下がり液状となります。サラダ油、魚油はこのタイプです。

脂肪には、コレステロールやリン脂質のように微量で、細胞膜を構成したり生理作用を司《つかさど》ったりしているものも、燃えてエネルギー源となるものもあります。燃えてエネルギー源となる脂肪は中性脂肪と呼ばれます。皮下や内臓にも中性脂肪があり、人間の体重の15～30％くらいを占めているのがふつうです。この中性脂肪は食物の糖質の燃え残った分が転化する場合が多いとされています。

〝コレステロールバイ菌説〟信奉者が敬遠しようとした鶏の卵、イカ、エビ、タコ、貝類には、正しい測定法で測り直しても、コレステロールは他の食品と比較して多めです。しかし、鶏の卵にせよ、魚介類の卵にせよ、レシチンという物質が多く、これは体内でコレステロールの上昇を抑える役目をしています。また、魚介類には、ＥＰＡ、ＤＨＡなどの多価不飽和脂肪酸が多く、血中コレステロールを下げる作用があるのです。

先に述べたように食品中のコレステロールの量は、血中コレステロールに影響を与えないことが明らかとなりました。これは、最近明文化された新しい知識なので、これからの食生活の営みにとって大切な知恵となるでしょう。

〝コレステロールバイ菌説〟信奉者の多くは、血中コレステロール値を上昇させるとされる食品には、コレステロールが多く含まれていると勘違いしています。バターや肉を食べると血中コレステロール値が上昇すると思い込み、それはコレステロールの含有量が多いためと考えられているわけです。しかし、動物性食品のなかで、バターや肉にとくにコレステロールが多いというのは間違いです。飽和脂肪酸が多いと、血中コレステロール値が上昇するので、そう思われているのです。

エネルギー源となる中性脂肪を作る脂肪酸には、3つの種類があります。飽和脂肪酸はバターなどに多く、不飽和結合がないため、代謝のプロセスで有害な酸化物を作らないメリットがあります。しかし、他の脂肪酸より体に蓄積されやすく、血中コレステロール値を上昇させる方向に働きます。

多価不飽和脂肪酸にはサラダ油に多いリノール酸と、魚油に多いDHA、EPAなどの系統の2つのタイプがあります。これらは、体内で合成されないので必須脂肪酸と呼ばれ、血中コレステロールを低下させるなどの作用があります。一方、代謝のプロセスでもっとも酸化物を作りやすいというデメリットもあるのです。

一価の不飽和脂肪酸は、オリーブ油や肉類に多い。不飽和結合が1つしかなく、メリットもデメリットも飽和脂肪酸と多価不飽和脂肪酸の中間にあると考えてよいでしょう。この一価の不飽和脂肪酸であるオリーブオイルは地中海料理によく用いられることから、必要以上にヘルシーなイメージを与えています。また、旨味成分として昔から注目されています。たとえば、ドングリで肥育し、一価不飽和脂肪酸を増やしたイベリコ豚の人気は非常に高いです。乳酸菌を与えて一価の不飽和脂肪酸を増やした牛肉も肥育されています。

この3種類の脂肪酸には各々メリットとデメリットがあり、ほぼ同じ量を摂るのがよいとされています。現在の日本人は飽和3：一価4：多価3の割合で摂っていて、この意味では世界一のバランスを誇っているといえるでしょう。

ともあれ、最近は肉類に多い飽和脂肪酸であるパルミチン酸やステアリン酸は、血中コレステロールを下げる作用があるとする報告もあります。鳥獣肉類の脂肪は、種類によっても異なりますが、おおよそ飽和4、一価不飽和5、多価不飽和1の比となっていて、もっとも多いのは一価不飽和脂肪酸なのです。肉類がコレステロールを上げるという思い込みは修正が求められるべきでしょう。

余談になりますが、ウナギが夏のスタミナ食になったのは、他の魚介類に多価不飽和脂肪酸が多いのに対し、一価の不飽和脂肪酸が多いためと考えられます。「サバの生き腐れ」のたとえのように、多価不飽和脂肪酸のとくに多い青魚は、もっとも傷みやすいのです。冷蔵庫のなかった江戸時代の庶民の知恵により、スタミナ食ウナギは誕生したのでした。

2 〝コレステロールバイ菌説〟の起源と流行

ゼロ対1発想の呪縛

体を構成したり体を機能させたりしている物質の量に関して、「ほどほどがよい」ではなく、「ゼロの方がよい」とか、「いくら多くてもよい」という発想が生まれるのは偶然ではありません。長い間の人類の思考パラダイムがそのようになっており、健康科学もその影響を受けているからです。

明治時代になり、日本の国策のすべてを脱亜欧入の理念のもとに施行されることとなりました。医学も例外ではなく、漢方医学から西洋医学にスイッチされたのです。技術面のみでなく、健康に対する考え方も、欧米の思考パラダイムに移行していきました。

西欧の思考パラダイムの原型となっているのは、ゼロ対1発想です。ユダヤ教、キリスト教、イスラム教の一神教の影響を受け、神を「信ずる」か「信じない」かに二分化する思考パラダイムが形成されてきたのです。

漢方医学には儒教の思考パラダイムの影響が強いものです。孔子は「君子は中庸《ちゅうよう》す、小人中庸《ちゅうよう》に反す」と訓《おし》えている。漢方医学は中庸とバランスを強調しています。野菜も赤、緑、白色の各々をバランスよく摂ることを勧めています。

西洋における思考パラダイムは、ギリシア時代には違っていました。アリストテレスは「ニコマコス倫理学」のなかで、「人が幸福に暮らすためには、倫理的徳を身につけることが重要」と述べています。そのためには中庸を心がけるべきだとしているのです。無謀と臆病の中庸は勇気、虚栄と卑屈の中庸はプライド、鈍感と神経質の中庸はおおらかということになります。

やがて西洋の歴史は、ギリシア多神教をベースとするヘレニズム文化支配の時代から、一神教をベースとするヘブライズム文化支配の時代へと移行していきます。ルネサンスの合言葉は、〝ギリシアに返れ〟でしたが、ゼロ対1のヘブライズムの思考パラダイムは、今日に至るまで生き続けているのです。

人類がつい最近まで、感染症との格闘を余儀なくされてきたことも、ゼロ対1思考パラダイムを克服できない原因でした。感染症の原因は病原菌です。限りなくゼロであるべきであり、中庸の思想などの入り込む隙はなかったのです。

感染症が主要死因である時代が去り、内因性の原因が疾病を引き起こす時代がきても、容易にはゼロ対1思考パラダイムから抜け出せず、〝コレステロールバイ菌説〟のような迷信を生み出してしまったのです。

しかし時代は変わります。1980年に入ってから欧米の医学のなかに中庸の概念が出現し始めました。指標のとり方が変化したことにもよりますが、血中コレステロールは、単純化すると冠動脈疾患死亡率とは直接的な正の関係にありますが、ガン死亡率とは直線的な負の関係にあります。この2つの死亡率を合算して、総死亡率を指標としたとき、低過ぎず高過ぎずの中庸の値、すなわち死亡率のもっとも低いコレステロールの値を特定できます。

この具体例は本章の3の「正しい不養生のすすめ」のなかで示すことにします。何はともあれ、私は、コンピューターの発達もこのゼロ対1思考パラダイムで成し遂げてきた欧米に、医学のコンセプトにおいて中庸の思想が導入されたのは革命的なことだと考えます。長いヘブライズム文化の歴史のなかで、はじめてのことではないかと思えるほどです。

動物実験結果の歪曲

コレステロールが動脈硬化と関係するという考えは、かなり以前から存在しました。しかし、それを検証する動物実験が活発になったのは、20世紀に入ってからです。平均寿命50歳の壁を突破する国が欧米先進国のなかに出現し、感染症のみでなく内因性疾患の成因を解明することが喫緊の課題となってきたためです。その頃の研究を紹介しましょう（柴田博『選択4月号』92頁　2011年）。

1910年前後に発表された8つの論文では、ウサギに1日コレステロール0・2～0・8gが卵黄で投与されています。この分野の研究の第一人者、ロシアの病理学者、ニコライ・アニチコフ氏は、体重1077gのウサギに0・2～0・5g、中央値では0・3gのコレステロールを投与しました。1913年の実験です。

これを体重70kgの人間に換算すると、実に1日60個分の卵黄を与えたことになるのです。これらの一連の実験によって、発症までに10～139日と期間のばらつきはありますが、典型的といえないものの動脈硬化らしきものが起こりました。

この実験の他の2つの実験は、典型的とはいえませんが、先の8つの論文にみられるよりも動脈硬化に近い変化を認めました。しかし、与えられたコレステロール量は、先の研究の130倍以上にあたる1日40～50gで、正気の沙汰とは思えない量でした。体重70kgの人間に換算すると、1日7800個近い卵黄を与えたことになるからです。

注意しなければならないのは、このコレステロールの動物実験の全貌が後世に正しく伝わっていないことです。この頃、ネズミを用いた同様の実験に関する論文が6つ発表されました。この6つの論文は、コレステロールによって、肉眼的にも顕微鏡的にもまったく動脈硬化にならなかったと報告しています。

しかも、体重360gくらいのネズミに、毎日卵黄1個分のコレステロールを与えた結果です。体重70kgの人間に換算すると、毎日194個の卵黄を与えたことになるのです。肉食動物のネズミのみでなく、雑食のイヌ・ネコを用いても、大量のコレステロールを与える実験で動脈硬化は起こりませんでした。

肉食動物や雑食動物は、ふだんコレステロールを含む食物を食べているので、コレステロールを一定以上吸収しないバリアがあります。一方、ふだんコレステロールを含まない植物を食べているウサギは、いくらでもコレステロールを吸収するのです。

ところで、人間のモデルとしては、ウサギとネズミのどちらの実験が当てはまるのでしょうか。いうまでもなくネズミの実験です。第1章で述べたように、人間は本来肉食であり、それに適した生理的仕組みを持っています。雑食になったのは、十分でない肉を補うためのものでした。農耕を始めたのは1万年前、日本人が米作を始めたのは、紀元前300年です。人間のコレステロールの吸収に対するバリアに関する実証データは、本章の3で示すことにします。

実は、この20世紀初めの、コレステロールと動脈硬化の一連の実験の全貌は伝わってきてはいません。医学教科書にたまに記載があっても、ウサギで動脈硬化らしきものを作成したアニチコフ氏の実験くらいです。ネズミやイヌ・ネコに関する実験結果を知っている医学者は稀です。

これは偶然とは考え難いものです。20世紀の中頃、つまり第二次世界対戦後の医学研究のイニシアチブは、戦前のドイツからアメリカに移行しました。イギリスの社会医学の伝統をも継承したアメリカは、戦後直後の1948年から、先に述べたフラミンガム研究をスタートさせました。

フラミンガム研究がアメリカの国策の何をミッションとしていたのか？　そのすべてを知ることはできません。しかし、狂信的にコレステロールの害を宣伝し、〝コレステロール バイ菌説〟ともいうべきコンセプトの骨格を作ったことは間違いありません。このようなアメリカの医学的戦略にとって、コレステロールで動脈硬化ができなかったネズミの実験は、真っ先に隠蔽すべきものであったと考えられます。

戦後、医学研究に関しては、アメリカが世界をリードしました。わが国のように自国語の医学書を作っている国でさえ、アメリカの教科書を叩き台にしている場合が多かったのです。開発途上国ではいまだに、自国語の教科書は作らず、アメリカで作られた英語の教科書を使用しています。アメリカのコンセプト、知識が世界中に浸透するわけです。

私が欧米の研究者と交流するようになったのは、フラミンガム研究がスタートしてから四半世紀後でした。アメリカでもフラミンガム研究の〝コレステロールバイ菌説〟に反対する研究者は少なくありませんでした。後で紹介するハワイの日系人の研究をしていたグループなどもその例です。ヨーロッパの研究者では、世界でもっとも血中コレステロールレベルの高いフィンランドの研究者も、ヨーロッパで会うと、「冠動脈硬化のコレステロール原因説を自分たちは信じていない」と語りました。しかし、アメリカ発の〝コレステロールバイ菌説〟はその後も全世界に広がっていったのです。

マーガリン企業の陰謀だった？

〝コレステロールバイ菌説〟を形成、宣伝する上で、製薬企業とマーガリン業界の役割が大きかったとする意見が出されています（ワルターアルテンバッハ　２００８年）。製薬会社の果たした役割に関して、賛否を含めきわめて多数の書籍が出されています。しかし、マーガリン企業の役割に関しては、あまり実証データは示されていないようです。

経済学や政策学は私の専門外です。しかし、アメリカがとくに狂信的といえるほどコレステロールの有害説を強調し、都合の悪いネズミやイヌ・ネコの実験を隠蔽ないし黙殺してきた理由を考えるとき、マーガリン企業の思惑が透けて見えてくるのです。当然ながら、如何なる働きかけがあったか、忖度があったかの事実を実証するのは私の役目ではありません。

マーガリンが誕生したのは1869年、フランスにおいてです。当時プロイセン（後のドイツ帝国）と戦争中だったフランスは、バターが不足し、ナポレオン三世が懸賞募集をかけ、発明されたのです。

このようにバターの不足を補うために生まれたマーガリンは、第二次世界大戦のときも大活躍しました。**図表3-1**にアメリカのマーガリンとバターの生産量推移を示しましたが、終戦後もマーガリンの生産量は増え続けていたことがわかります。

マーガリンがはじめてアメリカに導入された頃、バター業者の権益を守るためマーガリンには関税がかけられていました。しかし、マーガリンの原料である大豆とコーンの生産が世界一のアメリカは、やがてマーガリン産業に力を入れていくことになりました。1950年には、マーガリンに対する連邦政府の課税が廃止されました。その後、州各々の課税も次々に廃止されていったのです。

図表 3–1　アメリカにおけるマーガリンとバターの生産量

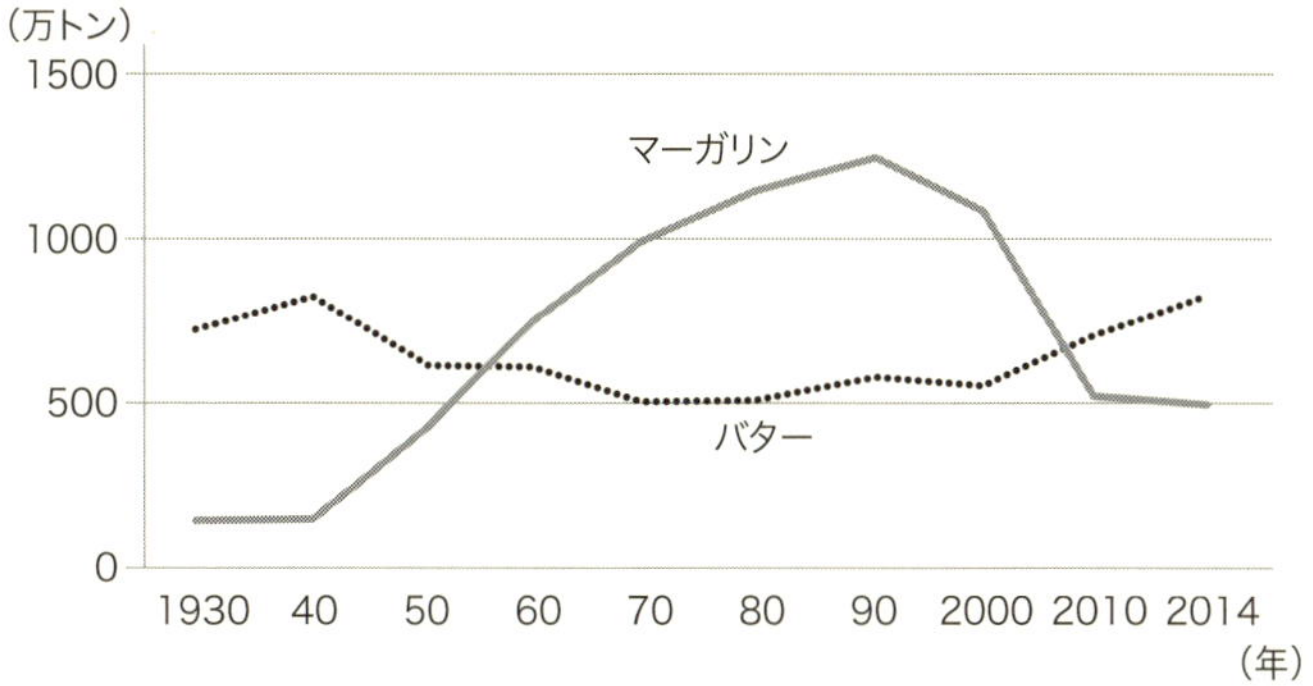

出典：アメリカ マーガリン協会データ , バター FAOSTAT Data より

マーガリンは、室温では液状であるさまざまな不飽和脂肪酸に水素を添加して飽和化し、バターのように固形にしたものです。用いられる不飽和脂肪酸は国によって異なります。アメリカでは世界一の生産量を誇る大豆やコーンの油が中心です。ヨーロッパでは魚油もよく用いられます。

マーガリンがバターとの差別化を図った最大のセーリングポイントは、コレステロールを含んでいないことでした。アメリカ内で〝コレステロールバイ菌説〟が広がるにつれ、バターの売り上げは減少し、マーガリンの売り上げが伸びました。1960年頃は両者の生産量はほぼ等しかったのですが、1974年にはマーガリンの生産量はバターの生産量の2倍になりました。

しかし、このマーガリンには製造過程でできるトランス脂肪酸が含まれており、これが動脈硬化の原因となることが示されてきました。マーガリンの製造過程で、無害な飽和脂肪酸と同じくらいの量の有害なトランス脂肪酸が作られているのです。

アメリカでは2003年、1食当たり0・5g以上のトランス脂肪酸を含む加工食品や栄養補助食品に、その表示を義務づけました。また、2008年にはカリフォルニアでトランス脂肪酸は使用禁止となりました。アメリカ食品医薬品局（FDA）は、2018年6月以降に水素添加油を使用するときは、その安全性の根拠を示すことを義務づけています。

このアメリカの法規制により、マーガリンの生産量は低下しました。2000年と比較して2015年の生産量は約半分になりました。その生産量は、2000年にはパキスタン、インドに次ぎ3位でしたが、2015年には6位にまでランクを下げています。マーガリンの生産量の減少にともない、バターの生産高が上昇しています。2010年には、バターの生産量はマーガリンの1・6倍と逆転したのです。

いずれにせよアメリカという国は政策の決定が早いという特徴があります。トランス脂肪酸に対する対処も他国に比較して迅速でした。〝コレステロールバイ菌説〟によりバターの生産量が減り、マーガリン生産量が増えるという反応は驚くほど早いものでした。そしてトランス脂肪酸有害説に反応し、マーガリンの生産量が激減し、バターがカムバックする反応も早い。若い国の特徴でしょうか。

善玉・悪玉コレステロールの嘘

さて、コレステロールがすべて悪いと考えていたところに、コレステロールにも善玉と悪玉があるという説が発生しました。善玉コレステロールを増やし、悪玉コレステロールを減らす食事を心がけよ、というものです。しかしこの新たなレッテル貼りはコレステロールに2種類あるような誤解を与えて、コレステロールに対する概念を混乱させてしまいました。〝コレステロールバイ菌説〟という誤解からの分枝に過ぎないのです。

ここでどうしても血中におけるコレステロールの存在様式に関して、理解していただく必要があります。血中のコレステロールは単独で血中に存在しているわけではありません。タンパク質、トリグリセリド＝中性脂肪、リン脂質と合体し、リポタンパク質という形で血液に溶けているのです（**図表3－2**）。血中の総コレステロールは、すべてのリポタンパク質に含まれるコレステロールの総和のことを言います。

図表3–2　リポタンパク質中の脂質及びタンパクの正常構成成分

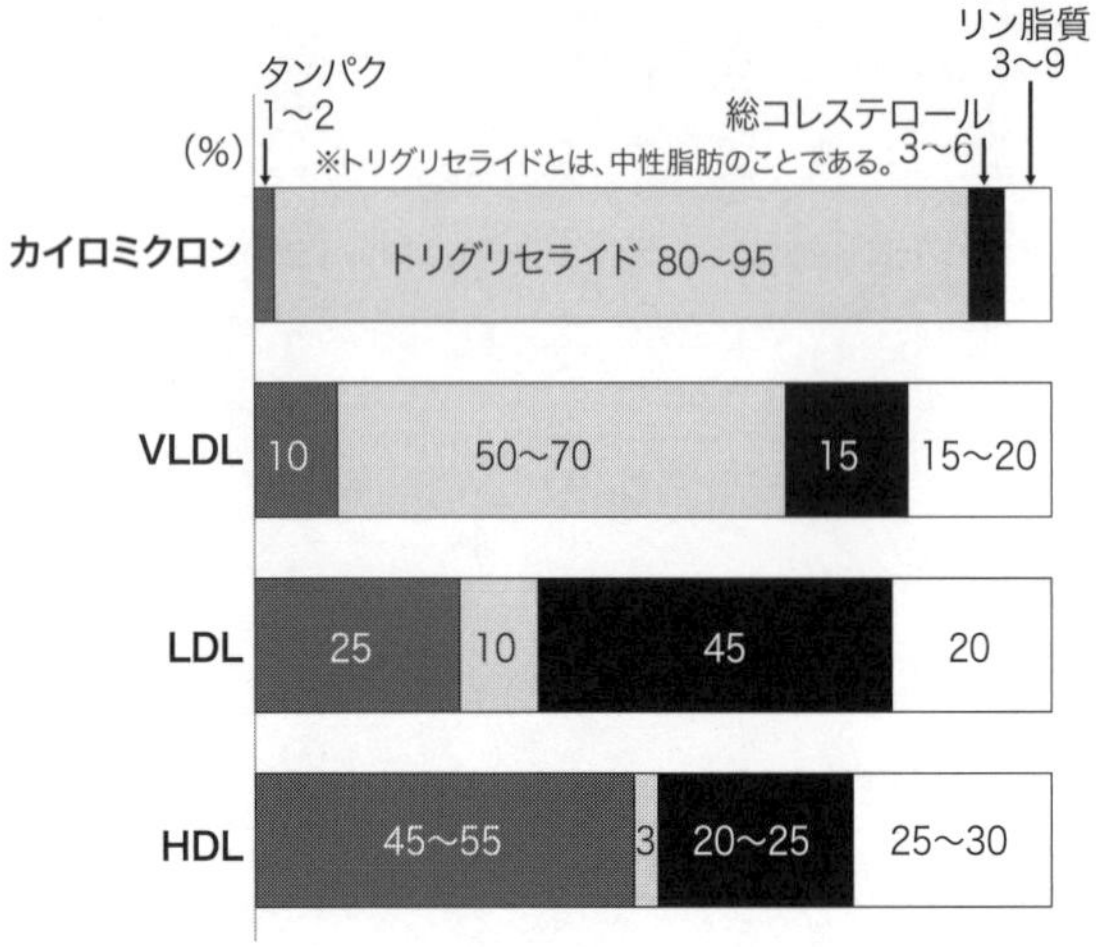

出典：大野秀雄『コレステロール善玉悪玉論の嘘』啓明書房 1995

リポタンパク質のうち、タンパク質の含有割合（%）が大きくなるほど、また、トリグリセライド（中性脂肪）の割合が小さくなるほど比重が高くなります。善玉とか悪玉とかのレッテルを貼ることにより、コレステロールにいくつかの種類があるような誤解を与えていますが、いずれのリポタンパク質に含まれているコレステロールも同じ性質のものです。肝臓で合成されるコレステロールは、比較的比重の軽いLDLとVLDLというリポタンパク質の形で、組織に運ばれます。組織で使いきれなかったコレステロールは、HDLという比重の重いリポタンパク質の形で、肝臓に戻ってくるのであり、コレステロール自体に違いがあるわけではありません。

俗にいう善玉コレステロールとは、ＨＤＬに含まれるコレステロールのことであり、悪玉コレステロールは、ＶＬＤＬやＬＤＬコレステロールのことを指します。最初は血中のコレステロール全体（総コレステロール）しか測定できませんでしたが、40年近く前、先述のフラミンガム研究者たちは、ＨＤＬに含まれているコレステロールを単独に分離することに成功しました。このＨＤＬコレステロールを、日本の住民を対象に最初に測定して報告したのは私たちです（日本老年医学雑誌18巻４５６頁　１９８１年）。私たちは、この論文のなかでＨＤＬコレステロールを善玉コレステロールと呼ぶことを戒めています。

それは、ＨＤＬコレステロール値が高い方が、アメリカにおける冠動脈疾患の予防に有利ではありますが、他の疾患に対する関係はわかっていないなかったからです。

１９９０年代に入り、日本動脈硬化学会は、ＬＤＬコレステロールをも分離して測定できるとして、その後、ＬＤＬコレステロールとＨＤＬコレステロールの各々の値を元に、治療基準を作成しました。一時はＬＤＬとＨＤＬの各々のコレステロールを測定し、さらに総コレステロールを測定しても、保険診療で認められないといった事態にまで立ち至りました。ＬＤＬとＨＤＬのコレステロールを合計すれば総コレステロールになるという誤解はこのことにより助長されたのです。総コレステロールには、このほかにＶＬＤＬのコレステロールも含まれているのです。

その後、LDLコレステロールの測定には40％近い誤差があることが判明し、事実上廃止されました。しかし、そのことの告知が不十分だったため混乱が続いています。

臓器から肝臓に戻ってくるコレステロール（HDLコレステロール）が多いことは、体内のコレステロールが過剰になっている場合には好ましい状態です。すなわち善玉となるのです。しかし体内のコレステロールが不足している場合は、HDLコレステロールが多くなると臓器に必要なコレステロールが行き渡らず、HDLコレステロールは悪玉となります。

VLDLやLDLコレステロールは、肝臓から各臓器に運ばれているコレステロールで、HDLコレステロールとは反対に、体内のコレステロールの過剰のときには悪玉となります。血管などに沈着する危険が増えるからです。しかし、体内のコレステロールが不足しているときには善玉となるのです。

先見的にHDLコレステロールを善玉、LDLコレステロールを悪玉とすることが間違いであることは、私たちをはじめ、多くの研究者がその後実証していくことになります。

いずれにせよ、体内の物質に安易にニックネームを与える風潮は、健康の問題を科学的に考える態度を阻害します。

この傾向は、日本の医学関係者にとくに強いように感じられます。慎まなければならないことです。漢方医学の理念を1世紀前に棄て去り、西欧の意識改革もフォローできない、悲しい日本の現状がここにはあります。

3　正しい不養生のすすめ

コレステロール問題への視座

よく、マスコミの取材を受けるとき「政治や経済の世界は多少汚くてもよいが、教育と医療の世界は純粋であってほしい」といわれます。しかし残念ながら、一般的な社会常識や営利追求の欲望から完全に解放された教育も医療も存在しません。対応には消費者（クライアント）の理論武装が必要です。

コレステロールに関する知見を見るとき、第一に肝に銘じておくことは、血中コレステロールの関与の仕方は、疾病によって異なることです。２０１７年の日本人の死因の首位は悪性新生物（ガン）で、死亡率は人口10万人当たり３７０であり、第２位は心疾患で１９５となっています。しかし、日本の統計は国際的な標準と異なっていて、心疾患に先天性やリウマチ性の弁膜症も入っています。コレステロールが関係する冠動脈疾患死亡率は人口10万対71に過ぎず、肺炎死亡の２２０、脳血管疾患死亡の１１１を下回っています。

これらの疾患に対する血中コレステロールの関与は、さまざまです。悪性新生物や肺炎は、血中コレステロール値の低い群に多い。日本の冠動脈疾患死亡率は、アメリカの3分の1くらいですが、血中コレステロール値の高い方に多いのです。

脳血管疾患は2つに分かれます。日本に多い脳血管疾患は、細い血管の栄養障害をベースとしており、血中コレステロール値の低い群に多い。一方、太い血管のアテローム型の動脈硬化をベースとする脳血管疾患は、血中コレステロール値の高い群に多いのです。現在でも脳血管疾患のうち、前者のタイプは後者のタイプの3～5倍多くなっています。

ところで、医学の世界にはきわめて多くの学会があります。

かつては〝臓器別縦割り〟と揶揄《やゆ》されたものでしたが、現状、1つの臓器に関する学会がいくつも存在します。一般の人々のなかには、コレステロールの治療基準などは、厚生労働省あたりがリーダーシップをとり、各学会の専門家が協議して決めていると考えている人もいます。実態はさに非《あら》ず、その学会が対象としている疾患のみに焦点を当てて基準を作っているのです。

星の数ほどある健康読本の真偽のほどを検証するポイントの第一は、日本における研究を踏まえているか否かです。死因の首位が悪性新生物で、冠動脈疾患死亡がアメリカの3分の1、脳血管疾患死亡がアメリカの2倍の日本の至適コレステロールの値が、アメリカと一致することはありえないからです。日本におけるデータ、あるいは近似性のあるハワイの日本人のデータを踏まえないで、アメリカのコピーを宣伝している本は信じてはいけません。

そして日本のなかから生まれたデータであっても、特定の疾患のみの血中コレステロールの関係を見ている本も、よく吟味しなければなりません。人間にはどんな原因で死にたいかに関しての好みが存在します。40年ほど前のアメリカの雑誌に、アメリカの中高年に「何で死にたいか」を質問調査した論文が載っていました。それによると「心疾患で寝込まないで死にたい」という希望がもっとも多かったのです。その著者らによる、「我々は誰のために心疾患予防の手立てを確立しようと考えているのであろうか?」というユーモア溢れるコメントが印象的でした。

聞いたところによると、最近のわが国の中年女性の間で「ガンで死にたい」という希望が広がっているらしいです。自国の首位の死因で死にたいという思いは、先のアメリカの「心疾患で死にたい」と奇妙な一致を示しています。

日本の女性がガンで死ぬことを望んでいるのは「ガンにかかると認知症にならない」という巷《ちまた》の声があるためと聞きました。これはある種の真理を突いています。ガンで死亡する人は比較的若いので、まだ認知症の年齢に達していないということがあります。高齢者の多くは病理解剖をするとガンを持っているものです。しかし、〝天寿ガン〟というニックネームがあるように、進行が遅くなって、ガンでは死なず、他の病気で死亡する傾向が強くなります。

いずれにせよ、これほど最期に苦しむイメージの行き渡ったガンより、認知症を恐れる日本の女性の心情には切なさを覚えます。ルース・ベネディクト（『菊と刀』の著書で知られる、アメリカの文化人類学者）の「西洋の文化は罪の文化であり、日本の文化は恥の文化である」という言葉を思い起こさせます。

このような〝死への好み〟を捨て去って考えるとき、血中コレステロール問題にとってもっとも大切なのは、総死亡率に対する関係です。総死亡率はすべての原因の死亡を総合した死亡率を指します。この総死亡率が低下することと、寿命が長くなることは表裏一体の関係にあります。血中コレステロールの、個々の疾患の死亡率への関係性はさまざまです。つまりは各々の分野の専門家が、自らの専門の病気の予防のための血中コレステロールのあり方について書いているものを読んでも、余命や健康寿命を延伸させるために役立つとは限らないのです。

総死亡率を指標とした研究の登場

１９４８年のフラミンガム研究のスタートから１９７０年代の終わり頃まで、欧米諸国では、血中コレステロールはもっぱら死因の首位を占めている冠動脈疾患の罹患や死との関連で検討され、解析されていました。脳血管疾患との関係が解析される場合もありましたが、欧米では、日本に多い、栄養状態が悪く血中コレステロールが低い群に起こるタイプの脳梗塞はほとんど姿を消していました。したがって、血中コレステロールが低いほどよいとする確信は揺らぐことはありませんでした。

日本においては、国民病ともいわれ、成人病と命名された脳血管疾患の原因を解明するための疫学研究が、フラミンガム研究より10年くらい遅れてスタートしました。私が医学部を卒業した１９６５年頃には、それらの疫学研究の結果が少しずつまとまりつつありました。出てきたデータは、脳血管疾患の原因は、欧米の冠動脈疾患の原因とは真逆で、血中コレステロールが低いことでした。

この日本の知見に対し、アメリカからは激しい批判が浴びせられました。まず「国民死因の首位が脳血管疾患であるはずがない。日本の診断技術が未熟なために、そうなっているのだ」とする批判が真っ先にきました。脳血管疾患とされているもののなかに、髄膜炎などが多数混入しているのではないかという疑いを持ったのです。同じ血管の病気なら、アメリカの冠動脈疾患と同じく、日本の脳血管疾患も、高コレステロールが原因となるはずだとアメリカの研究者は断じたのです。

脳血管疾患は、感染症が死因の首位であるような、低栄養を脱したけれどもまだ十分でない、いわば中進国にはびこる病気です。欧米諸国もそのような時代を経験しました。しかし、その時代は短く、脳血管疾患の原因を解明する間もなく、栄養過多の冠動脈疾患時代に突入したのです。経済的に貧しく栄養状態が改良されないポルトガルのみ、今でも脳血管疾患を克服しえないでいます。昔から〝ピレネー山脈を越えるともはやヨーロッパではない〟という侮辱的な言い回しがヨーロッパにあるのには、こんな理由があるからかもしれません。

1970年代の後半まで続いた〝コレステロールバイ菌説〟的な思考パラダイムは、1980年代に入り一変しました。もちろん意識は瞬時に変化するわけではありませんが、それまでの研究の蓄積が1980年代に入り開花したというべきでしょう。

1981年、ハワイの日系人における、血中コレステロールの主要疾患死亡率に関する興味深いデータが発表されました（**図表3-3**）。45〜64歳の男性8000名を9年間追跡調査した結果です。

図表3–3　年齢標準化血清コレステロール値別死亡率(ハワイ日系人)

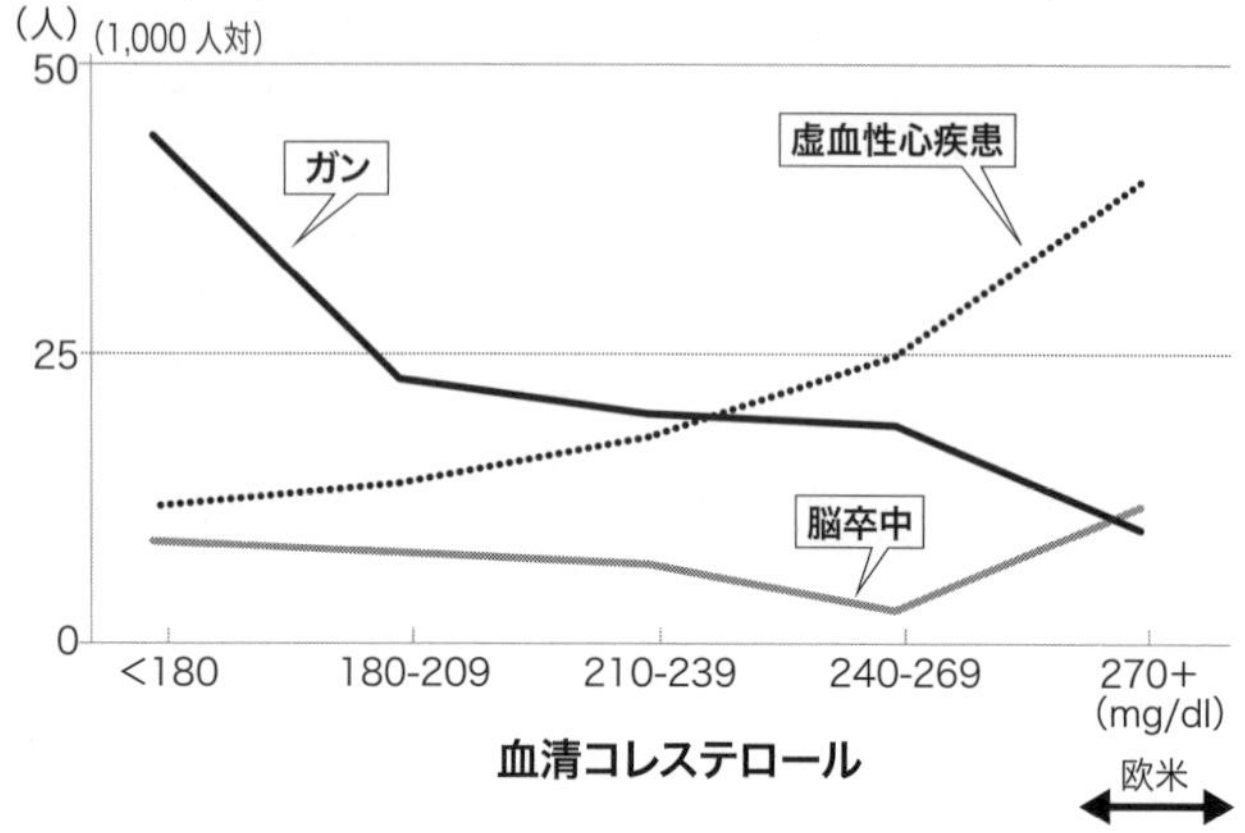

出典：Kagan A et al.:Am J Epdemiol 1981;144:11

このハワイの日系人の研究に関して少々説明しておきましょう。疫学研究の目的の1つは、特定の疾患や寿命に対して、遺伝的要因と環境的要因がどのように関与しているかを見定めることです。そのために選ばれる方法が、移民研究です。アメリカの国立衛生研究所（NIH）の主導で、日本に住んでいる日本人と、ハワイやアメリカ大陸（カリフォルニア）に移住した日本人の二、三世を比較する移民研究が、フラミンガム研究より17年遅れてスタートしたのです。

この際、注意しなければならないのは外国人と結婚した二、三世は調査対象から除外することです。このことにより、遺伝的には同じ日本人でありながら、自然条件、文化、食生活を含むライフスタイルなどの環境要因により、疾病構造や寿命などがどのように変化するかをみようとするものです。

このハワイの日系人の調査対象にも、外国人と結婚した二、三世の人は含まれていません。当時のハワイの日系人の栄養状態は、日本に住む日本人とアメリカ大陸に移住した日系人の中間であり、世界一の長寿を誇っていました。

図表3－3は、初回（ベースライン）の血中コレステロール値別の9年間の主要疾患の死亡率を示しています。虚血性（冠動脈）心疾患死亡率は、血中コレステロール値が高い群に段階的に高い。ガン死亡率はそれと対照的に、段階的には低くなりました。脳血管疾患死亡率は、血中コレステロール値とU字型の関係にありました。血中コレステロール値が240～269mgまでは、値が高くなるにつれ減少、しかし、270mg以上では上昇しました。

この主要三疾患以外の死亡も含めて計算した総死亡率は、血中コレステロール210～239mgでもっとも低かったのです。つまり、この範囲でもっとも長生きすることを示しています。また、この図には示していませんが、血中コレステロールの低い群には自殺も多いことが示されています。

1980年以降、日本においてもさまざまな地域での血中コレステロールと、総死亡率

図表 3–4　コレステロール値別による総死亡の相対危険度

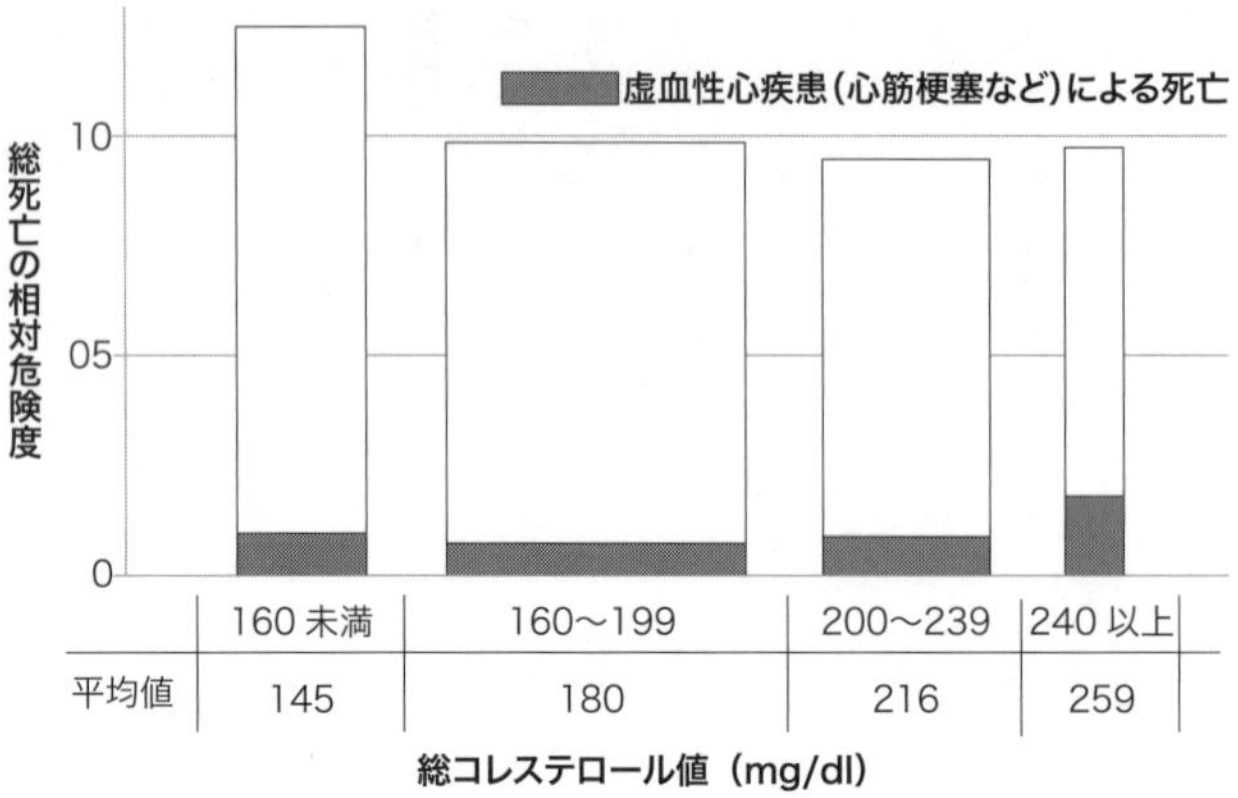

（「NIPPON DATA」より。全国 300 カ所で 30 歳以上 9216 名の男女を 1980 年より 13.2 年追跡）

注：最初の５年間で死亡した人を除いても、この傾向は変わらない。カラムの幅は追跡人数に比例。

（Okumura T et al, J Intem Med 2003, 253;169 より）

出典：笠本進一、監修・浜崎智仁

『コレステロールは高いほうがいい 日本のコレステロール治療がおかしい』マキノ出版 2004

との関係を示すデータが報告されています。血中コレステロール値が低いほどよいとするデータは皆無です。ハワイの日系人のようなU字型の関係か、血中コレステロール値が高いほど総死亡率が低いとするデータのいずれかしか認められません。

図表３-４に、もっともよく日本を代表する対象を扱ったNIPPONデータの結果を示します。全国の30歳以上の代表サンプル9216名を、13・2年追跡した結果です。この図はNIPPONデータの結果より浜崎智仁氏が作成したものです。各棒の面積は死亡

者の人数に比例させています。血中コレステロール値が200〜239㎎の場合の総死亡率がもっとも低いという結果が出ています。血中コレステロール値240㎎以上の虚血性心疾患死亡率は高いけれど、死亡全体のなかの割合は小さく、影響は小さいといえます。

1980年代以降、血中コレステロールの低いことがガンの罹患や死亡のリスクとなる報告が多数出されています。〝コレステロールバイ菌説〟信奉者は、低コレステロールはガンの原因ではなく、結果であると主張しました。しかし、ベースラインから5年以内の死亡者を除外して解析しても、結果は変わらず、低コレステロール血症がガンの原因であることは承認されています。

1990年代に入り、フラミンガム研究も大きく軌道修正を行いました。血中コレステロール値が高いことが死亡のリスクとなるのは50歳までであり、60歳では全く関係がなくなります。逆に70歳、80歳では、血中コレステロールの高い方が総死亡率は低くなるのです。驚いたことに、80歳では心筋梗塞の死亡率もコレステロールの低い方に多くなりました（Kronmal RA et al. Arch Intern Med 153巻1065頁 1993年）。

若い年代の高コレステロール血症には、家族性高脂血症が多く含まれます。アメリカの家族性高脂血症は日本と比較してはるかに多いのです。また家族性高脂血症の冠動脈疾患を引き起こす確率が、アメリカでは高い。若い世代で高コレステロール群の生存率が低いのはそのためです。年齢が高くなると家族性高脂血症による冠動脈死亡者は対象から除かれる（選択的脱落）ため、脳血管疾患、感染症、事故および自殺が多くなる低血中コレステロールが総死亡率を上げるのです。遂にフラミンガム研究も〝コレステロールバイ菌説〟の旗をおろさざるをえなくなったのです。あれからすでに四半世紀を経て、今なお日本国民の〝コレステロールバイ菌説〟が払拭されないのは、意識変革の難しさを物語っています。

本当に長生きするのは？

先に述べたように、コレステロールに善玉、悪玉の2種類が存在するわけではなく、多くの人々をミスリードしている点で、このニックネームは犯罪的でさえあります。この分野の専門家は、真実を知った上で、コピー感覚でつけたニックネームでしょうが、一般国民はこのコピーを真実だと誤解してしまいます。

先に述べたように、善玉コレステロールと呼ばれているＨＤＬコレステロールを、日本でもっとも早く疫学研究に応用したのは、私たちです（J Epidemiol 5巻97頁　１９９５年）。

フラミンガム研究の本部から出されている手引書を参考にしつつ、ＨＤＬコレステロール以外のコレステロールを沈殿させる方法を模索しました。目的とするＨＤＬコレステロール以外のコレステロールを、測定できないようにするためです。結局この沈殿法に関しては、フラミンガム研究とは違う方法を採用することにしました。この私たちの選択した方法が、現在の日本のスタンダードとなっています（日老医誌、18巻425頁 1981年）。

日本のコレステロールの測定法には、フラミンガム研究の沈殿法では誤差が大きく不適だったのです。この測定方法を決定するまでに3ヶ月の日時を要しました。

フラミンガム研究などで、このＨＤＬコレステロールが高いと冠動脈性心疾患に罹りにくくなるという論文が発表されていました。これを受けてＨＤＬコレステロールを善玉コレステロールと命名する気運が一部で高まっていました。ＨＤＬコレステロール値の極端に高い場合を、長寿症候群などと呼ぶことも一時的に流行しました。

すでに述べたように、私たちは、ＨＤＬコレステロールを善玉コレステロールと呼ぶことに警告を発しました。アメリカにおける冠動脈性心疾患に対して以外には、ＨＤＬコレステロール値の高いことが有利に働くというエビデンスは存在しなかったからです。また、ミネソタ大学のアンセル・キース氏は、高比重リポタンパク（ＨＤＬ）の値が高いと、ガンのリスクが高まることを示唆する論文を発表していました。

図表3－5は、私たちの研究対象のベースラインHDLコレステロールと、10年間の総死亡率の関係を示しています。総コレステロールと同様、HDLコレステロールも中庸がよいというデータが得られたのです。

この私たちの対象の死因で、もっとも多かったのはガンで、全体の42％を占めていました。冠動脈疾患である心筋梗塞による死亡はその一割弱でした。

この私たちの研究対象地域は、埼玉県南端の戸田市の40～79歳の住民であり、全国の平均的な地域といえるでしょう。冠動脈疾患が死因の首位を占めるアメリカでは、HDLコレステロールが高いほど総死亡率が低くなる可能性があります。しかし、ガンや脳血管疾患の死亡率が冠動脈性心疾患の死亡率を大きく上回っている国では、HDLコレステロールをアプリオリ（先見的）に善玉コレステロールとするのは間違いです。

悪玉コレステロールとされているLDLコレステロールに関しても、その独断を粉砕するようなデータが出されました。図表3－6は、ベースラインの血中LDLコレステロールの値が、80㎎未満の死亡率を1としたときの総死亡率、および各疾患の死亡率の比を示しています。茨城県民、男女9万名余（40～70歳）を10・3年追跡した結果です。

総死亡率はLDLコレステロールの値が高いほど低くなっています。脳卒中死亡率も同

図表 3–5　戸田市 40 歳以上住民 3222 名の
HDL コレステロール三分位別 10 年間の総死亡率
（第 1 三分位を 1.00 としたときの第 2・3 分位の比）

HDL コレステロール

男	低：18～40(mg/dl) 中：41～52 高：53～156	**女**	低：20～44 中：45～57 高：58～114

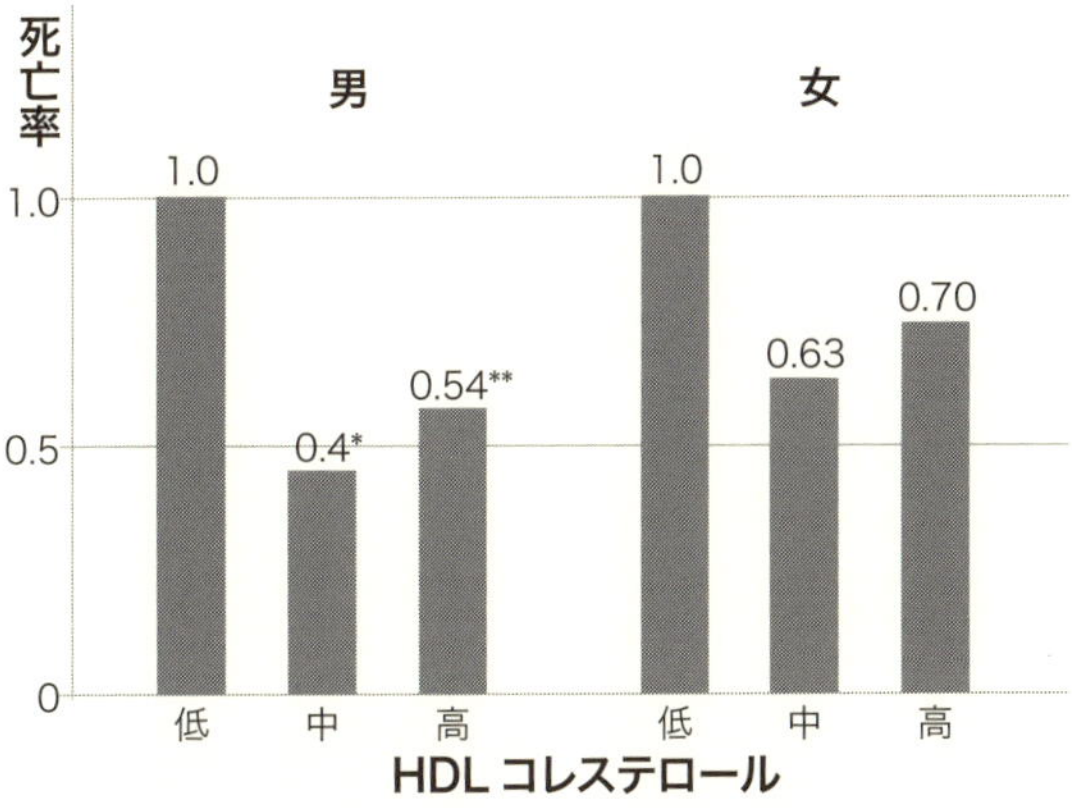

*P<0.01　** P<0.05

（年齢、BMI［体重 / 身長 2］収縮期血圧、喫煙、飲酒をコントロール）

出典：Shibata H et al J Epidemiol 1995;5:87

図表 3−6　LDL コレステロール別疾患ごとの死亡率（比）

	LDL コレステロール（mg/dl）				
	<80	80〜99	100〜119	120〜139	≧140
総死亡率 **	1.0	0.81	0.72	0.67	0.66
全脳卒中 **	1.0	0.73	0.67	0.65	0.67
脳実質内出血 **	1.0	0.65	0.48	0.50	0.45
虚血性脳卒中	1.0	0.75	0.77	0.75	0.85
冠動脈疾患 *	1.0	1.11	1.19	1.11	1.50

*P<0.05　**P<0.001

注：冠動脈疾患以外の死亡率は LDL コレステロール 80mg/dl 未満よりも 80mg/dl 以上の群で低い。

出典：Noda H et al.:Ciculation 2009;119:2136

じような関連を示しています。冠動脈疾患死亡率のみは、LDLコレステロールが140mg以上で死亡率が高くなっています。

この総死亡率には、ガンや肺炎などによる死亡も含まれています。総死亡率は寿命と表裏一体の関係にあるので、悪玉といわれるLDLコレステロールが高いほど長生きすることになるのです。

2016年には世界ではじめて、LDLコレステロールと総死亡率、循環器疾患死亡率への関連を、60歳以上で検討した世界中の論文を総合評価（システマティック・レビュー）した研究が報告されました（Ravnokov U etal BMJ Open 6.e010401, 2016年）。

これによると、19の対象集団のほとんどがＬＤＬコレステロール値が高いほど総死亡率が低い、つまり長生きすることを示しています。循環器疾患死亡率は9つの対象集団でしか調査されていません。このうち2つはＬＤＬコレステロール値のもっとも低い群で循環器疾患死亡率がもっとも高く、他の7つの対象集団では一定の関連がありませんでした。

ここで調査された対象はほとんど欧米諸国です。それにもかかわらずＬＤＬコレステロール値が高い方が長生きしています。私たちは、60歳以上のＬＤＬコレステロールの診断基準を変更すべきだと提言しています。

実は、この血中ＬＤＬの測定は誤差が多く、事実上廃止されています。ＬＤＬコレステロール値の測定は、１９９０年代の後半になり普及しました。しかし、私たちがＨＤＬコレステロールを導入したときに行ったような測定精度の吟味を行った形跡が日本にはありません。

ひと頃、健康診断においても保険診療においても、ＨＤＬコレステロール値とＬＤＬコレステロール値のみを測定し、総コレステロール値の測定を行わないシステムが定着しました。しかし、これでは**図表３－２**（１６４ページ）に示したＶＬＤＬコレステロールをネグレクトしてしまいます。医療関係者のなかにも、このシステムの致命的欠陥を知らない人が大勢います。このＬＤＬコレステロール値の測定を進めてきたステークホルダーは、

ＬＤＬコレステロール値を単独で測定することの非妥当性を、きちんと説明した上で測定を廃止すべきです。

目下、保険診療の場では総コレステロール値とＨＤＬコレステロール値を測定、健康診断ではＨＤＬコレステロール値とＬＤＬコレステロール値を測定するという混乱が起こっています。ただちに交通整理が必要ではないでしょうか。

日本型脳卒中とは？

病気の原因に関する誤解の要因の1つは、名前が同じなら病態も同じと考えることです。脳血管疾患の1つに脳の血管が詰まる脳梗塞という疾患があります。かつては脳軟化と呼ばれていたこともあります。

留意すべきは、この脳梗塞には2つのタイプがあることです。1つは、日本型とも呼ぶべき細い脳動脈に起こるタイプです。眼底検査で見えるくらいの細い動脈に起こります。このような細い動脈には、太い脳脈にコイル状に巻きついている栄養血管がありません。したがって栄養が悪くなると高血圧によるダメージを受けやすくなるのです。

したがって、効果的な高血圧治療薬が発見される以前は、血管が破れる脳出血も多くありました。老人に起こるべき疾患が壮年に多発するという理由で、昭和30年代には、脳血管疾患を成人病と呼ぶようになりました。

このような細い動脈に起こる脳出血や脳梗塞は、動物性タンパク質や脂肪が不足するような食生活の人々に多発しました。血中コレステロール値やアルブミン（タンパク質）値が低いこともリスクとなりました。

脳の血管が詰まる脳梗塞は、高血圧治療の普及により、脳出血より年齢的に少し遅れて発症するようになりました。しかし、脳出血が起こるレベルの細い血管の病変をベースとしているので、脳出血と同じような病因で発生するのです。**図表3－7**は、血中コレステロールと脳梗塞の発生の関係を示しています。小町喜男氏がリーダーを務めた共同研究のデータです。

昭和40年代の秋田は、住民のコレステロール値の平均が150mgを少し上回る程度で低いものでした。昭和50年代に、住民のコレステロール値が20mgくらい上昇し、脳梗塞の発生は半減したのです。大阪のように、コレステロール値が180mgを超えているような集団の脳梗塞の発生率は低く、秋田の6分の1くらいの低さです。

脳出血に対する血中コレステロールの関連も、ページの都合上データは割愛しますが、

図表 3–7　血清総コレステロールの平均値と脳梗塞発症率の推移（40 ～ 69 歳、男）

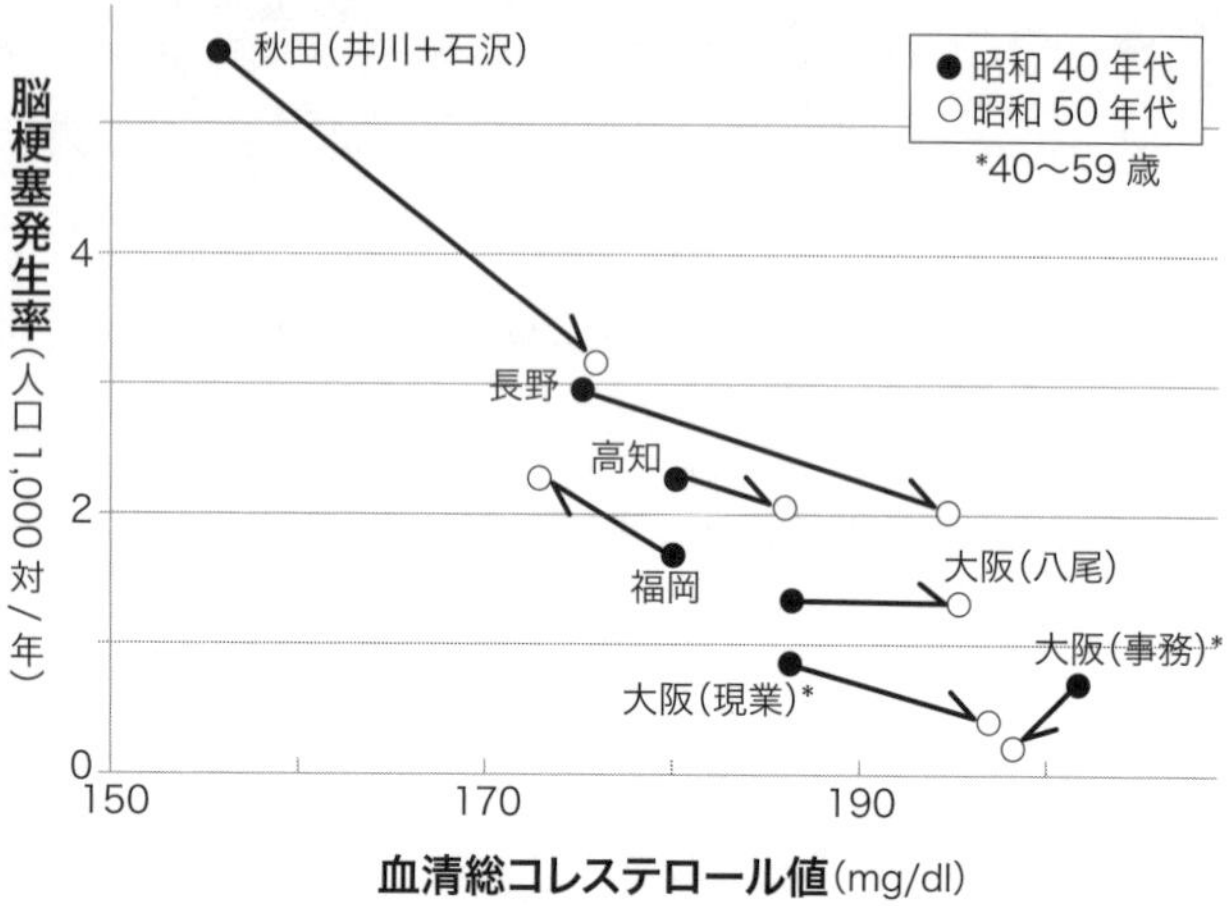

出典：小町喜男編著『循環器疾患の変貌』保健同人社 1987

これと同じパターンでした。同じ脳梗塞であっても、欧米型の脳に入っていく内頸《ないけい》動脈や、脳の皮質にある太い動脈に起こるタイプでは、冠動脈疾患と同じように、血中コレステロールの高いことがリスクとなります。脳の細い動脈に起こる病変も、一律に動脈硬化と命名されていますが、名著『脳出血の病理』（文光堂、1974年）の著者、大根田玄寿氏は、日本人に多い細い動脈に起こる病変を動脈硬化と呼ばず、中膜壊死《えし》と呼ぶことを提唱しています。

日本型の脳梗塞はラクナ（穿通枝《せんつうし》）梗塞と呼ばれます。致命率は高くありませんが片マヒや認知障害などの後遺症を残します。いまだに男性の生活機能障害の原因の第1位は脳梗塞です。減少したとはいえ、認知症のなかで脳血管型の認知症はアルツハイマー型に次いで多いのです。

太い脳動脈に起こる脳梗塞（欧米型）は、致命率は高いのですが、生活機能障害や認知症の原因となることが少ないのです。欧米人にとっては脳梗塞というとこのタイプしか思い浮かばないのです。日本型の脳梗塞は、日本に住む日本人がハワイの日系人あたりでしか主要疾患ではないからです。もちろん東アジアの人たちにとっては、日本におけるのと同様の状態にあります。

この問題の関心の1つは、この日本型脳梗塞と欧米型脳梗塞がどのような割合で存在しているかです。多くの医療関係者は〝日本は欧米化した〟のだから、欧米型の脳梗塞の方が多いと思い込んでいます。しかし、事実は逆です。2000年以降の地域の脳卒中登録のデータなどを見ると、日本型脳梗塞の方が3〜5倍多いのです。

高コレステロール血症の治療の影響

日本動脈硬化学会が、総コレステロールが220mg以上では薬物治療を開始すべきことを示唆したのは、1990年代のはじめのことです。最初は責任論文もなく、コンセンサス・カンファレンスの合意が一人歩きを始めるような形で、この基準は広まっていきました。

高コレステロール血症の治療基準を決定するためには、介入研究が必要です。観察型のデータで、高コレステロール血症の有害性が実証されても、ただちに薬物治療を行う基準が策定できるわけではないからです。薬によって冠動脈硬化症は減少しても、ほかの疾患が増加し、総死亡率が上昇する場合も想定されます。どのレベルまで下げてよいかも見定めなければなりません。このような要請によって行われたわが国の、コレステロール低下の治療と予後の関係をみた大規模研究を紹介します。

図表3－8は、本書巻頭のカラーページでも紹介しましたが、JLITと呼ばれている、総コレステロール値220㎎以上でシンバスタチンを投与された35～70歳の全国の男性と、閉経女性5万2421名の6年間の追跡研究の結果です。横軸には治療後の血中コレステロール値、縦軸は死亡率と死亡の内訳が示されています。このデータは日本動脈硬化学会など4つの学会の共同研究の結果です。

注目すべきは、血中コレステロール値が180㎎未満のグループで、死亡率が際立って高いことです。コレステロール値が低い人にガンや事故が多いことは、これまでの疫学研究からも容易に推定できたことです。しかし血中コレステロール値を低下させるメリットが予測された心筋梗塞死亡率も、血中コレステロール値が180mg未満のグループでは、180〜279mgの各グループより明らかに高いのです。

この研究結果は、薬物で血中コレステロールを200mg未満にしない方がよいことを示しています。180mg未満にするなどもってのほかです。この研究では280mg以上の死亡率も高くなっています。しかし、注意しなければならないのは、この研究は地域住民の代表サンプルではなく、外来患者を対象としている点です。280mg以上のグループには家族性高脂血症の人が多数含まれています。家族性高脂血症の人を除くと280mg以上の有害性ははっきりしなくなります。

まことに遺憾ですが、ここに示す血中コレステロール値180mg未満で心筋梗塞で死ぬ人が増えるというデータそのものは、審査つきの学術論文には掲載されておりません。したがって、きわめて重要なデータであるにもかかわらず、油断すると忘れられてしまうのです。

この介入研究の結果は、これまでの欧米の介入研究からもある程度予測できたことです。ここで、マルドーン氏らの先駆的研究（BMJ 301巻309頁 1990年）を紹介しておきましょう。この研究は、それまで血中コレステロール値を低下させることの効果を見ることを目的とした6つの研究のメタ解析（複数の研究の結果を統合してより高い見地から分析する方法）です。6つの研究をプールして総合的に分析したものと理解して問題ないでしょう。

このメタ解析の結果は世界的に衝撃を与えました。日本のマスコミもいち早く反応し、私もコメントを求められました。意外なことに、介入した群の総死亡率が介入しなかった群（対照群）の死亡率を7％も上回ったのです。

内容を見ると、冠動脈疾患の死亡率は期待どおり、対照群より15％下回りました。しかし、ガン死亡率は43％上回ったのです。さらに驚いたことに疾患以外の死亡、すなわち、自殺、事故死、殺されるなどの死亡は介入群より76％も上回ったのです。

この分析対象となった6つの介入研究はすべて欧米のものであり、死亡原因の首位はいずれも冠動脈疾患です。たしかにマルドーン氏の解析では介入群の冠動脈死亡は減少しました。しかし、それを帳消しにする副作用が出現し、総死亡率を上昇させたのです。

私はこのマルドーン氏らの研究に直面したとき、日本において同様の研究が行われると、コレステロール治療のマイナス効果はもっと大きくなるであろうと想像しました。観察型の研究でも、低コレステロールがリスクとなるガンが日本では死因の首位であり、高コレステロールが原因となる冠動脈疾患が欧米と比較してはるかに少ないからです。

ＪＬＩＴの研究結果は決して意外ではありませんでした。このデータを公表したのは英

図表 3–8　総コレステロール値別総・死因別死亡率
（J-LIT研究一次予防群 47294 名）

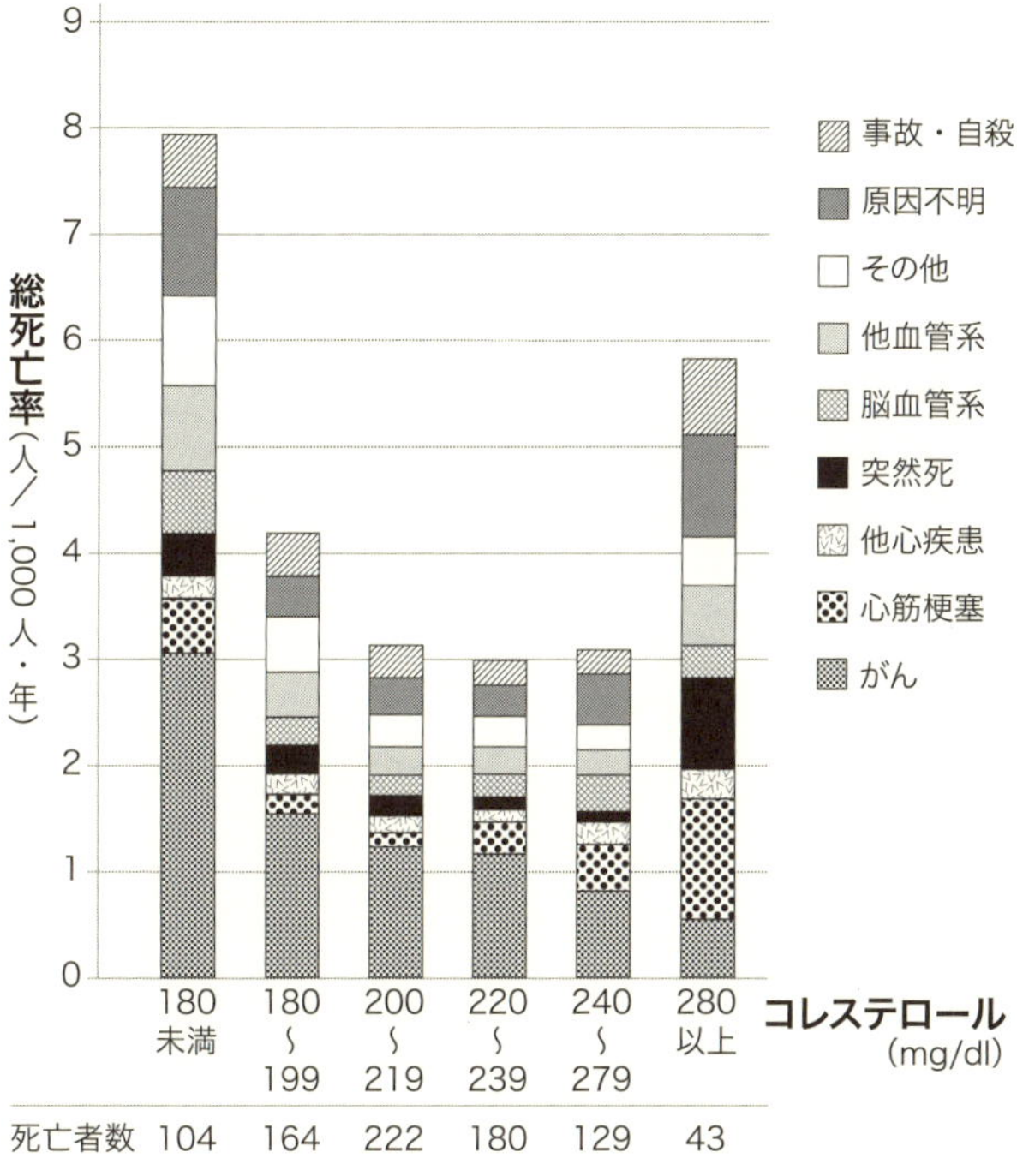

出典：「日経メディカル」2001 年 2 月号

断でもありました。しかし残念なことに、このデータの総死亡率のデータが次第に公表されなくなっていることです。コレステロール値240mg以上で心筋梗塞が多くなることのみが強調された情報が伝わっているのです。心筋梗塞のみを問題にするにしても、コレステロール180mg未満では、240～279mgのカテゴリーより死亡率が高いことを明示すべきです。さらに280mg以上のカテゴリーの家族性高脂血症を除いたデータを示さずには、地域住民一般に応用できる治験とはならないのです。

先に述べたように、高コレステロール血症の治療基準は、さまざまな学会の総合的な討論により決められているわけではないので、学会により考え方が異なります。

このＪＬＩＴの研究が出される少し前の２０００年に、私は会員ではありませんが人間ドック学会に招待され、シンポジウムに加わったことがあります。このとき、人間ドック学会の会員に対し、高コレステロール血症の食事療法と薬物療法に関するアンケートを行った結果が報告されました。薬物治療の基準を２６０mgとする会員がもっとも多かったと報告されたのです。現在は日本動脈硬化学会の基準がもっとも普及していますが、これを受け入れるか否かは、治療を受ける人の選択に委ねられています。

ここで２つのことを再確認しておく必要があります。１つは、世界的に女性の閉経以降の高コレステロール血症の薬物療法を、原則として行わないことは世界の趨勢であることです。フラミンガム研究でさえ、女性における高コレステロール血症の有害性を実証できていません。

2つ目は、薬物療法で総コレステロール値を180㎎未満にすることは禁忌であることです。それはJLIT研究に示されているように、総死亡率を上昇させるのみならず、高齢期の健康寿命を延伸するためのビタミンD、男性・女性ホルモン、副腎皮質ホルモンの原料であるコレステロールを枯渇させるからです。

卵は1日1個まで⁉

これまで食物中のコレステロールが、血中コレステロールを上昇させるか否かを検討する研究が、いくつも行われてきました。本書で繰り返し述べてきたように、人間は本質的に肉食動物であり、一定以上食物中のコレステロールを吸収しないようにバリアが存在します。長寿の研究の蓄積により、摂取コレステロールと血中コレステロールの関係は、**図表3-9**のようになることが確認されました。このモデルは、これまで蓄積されてきた研究を総合したモデルです。

図表3–9　1日のコレステロール摂取量と血中コレステロールの変化

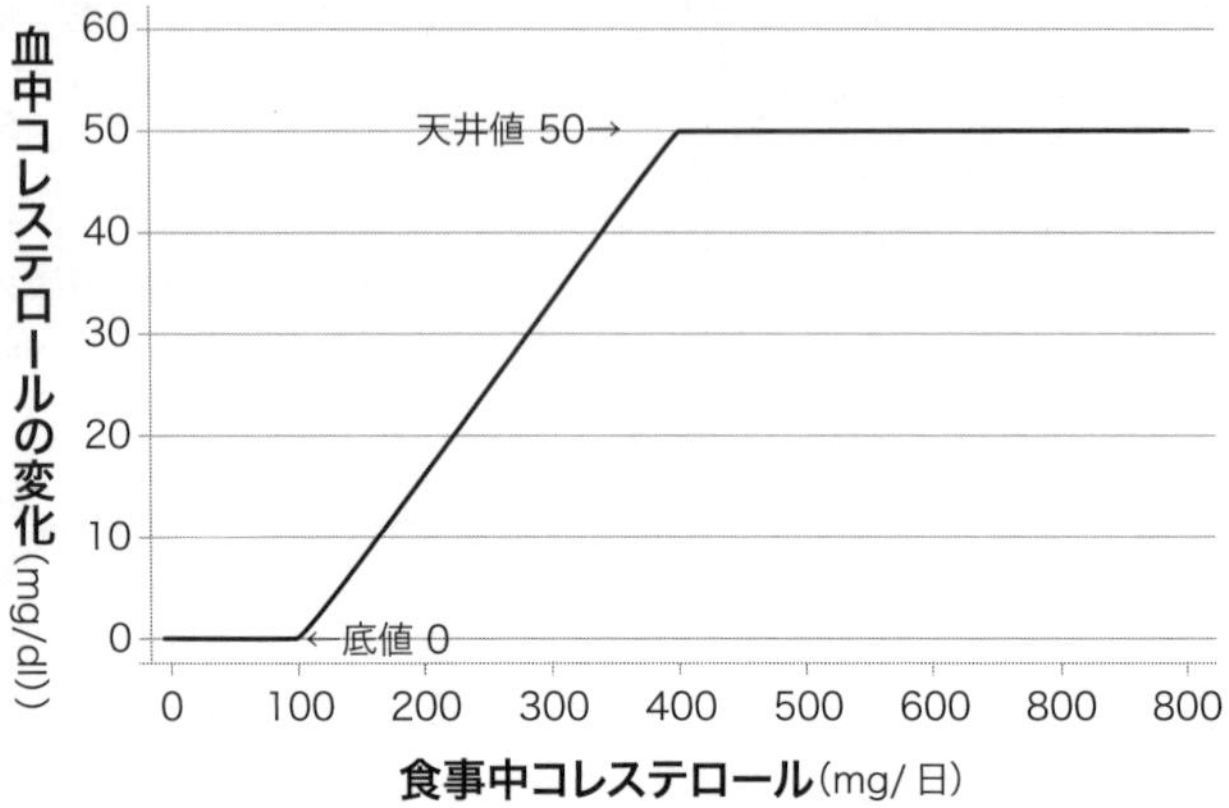

出典：Connor WE, Connor SL, Current Atherosclerosis Reports 2002; 4:425

食事中のコレステロールが1日100mgまでは、血中コレステロール値は上昇しません。100mgを超えると血中コレステロール値は上昇します。しかし、食事中のコレステロールが300〜400mg以上に増えても、血中コレステロール値は、それ以上は上昇しません。これを天井値または天井効果と呼びます。

私が「卵を5個食べても血中コレステロールは上がらない」というのはこの天井効果のことを指しています。卵1個には210mgのコレステロールが含まれます。ともあれ、2個であれ5個であれ、血中コレステロールは上がりません。

先の**図表1-17**（76ページ）では、1日の卵の摂取を1個とすることを勧めています。これは、それ以上摂ると血中コレステロールが上がるからではなく、他の食品を摂る余地がなくなるからです。それは、1日に摂ってよい総カロリーに総量規制があるためです。その範囲内でできるだけ多様な食物を摂ることをモットーとしています。

厚生労働省の2005年版『日本人の食事摂取基準』では、1日の食事中のコレステロール摂取量の上限を、男性750mg、女性600mgとしました。日本人の実際の平均摂取量は、この半分にも満たないのです。2015年版の摂取基準では、高齢者の低栄養を予防する観点から、上限値を撤廃しました。アメリカでも食事中のコレステロールの制限を撤廃する指針を出しています。日本の指針もそのような状況に鑑みてということですが、ともかく英断です。

もっとも、コレステロールを敵視した日本動脈硬化学会は、2008年には1日のコレステロール摂取量を300mg未満と推奨していましたが、12年には200mg未満に引き下げました。これを信用すれば、1個で210mgを含む卵か、100gで270mgのコレステロールを含むヤリイカのいずれかを摂れば、他の食品を摂れないことになってしまいます。フードファディズムの極みです。しかし、日本動脈硬化学会もこのような内外の公式見解に押されて、摂取コレステロール量の上限を撤廃しました。

卵を敵視させるようにしたことは〝コレステロールバイ菌説〟のもっとも大きな犯罪の

1つといって差し支えありません。卵はそれ自体がやがて生体になっていくわけであり、バランスのよい栄養構成となっています。しかも消化がよく、消化吸収能力の低下した高齢者や病人にも適した食品です。かつて病気見舞いの定番は卵でしたが、栄養がよく贅沢《ぜいたく》なものだったので、それもそうだなと納得できます。しかし、その頃と違って現在は、アミノ酸スコア100の食品のなかでもっとも安価です。

第1章の**図表1-11**（63ページ）に示したように、私たちの調査した百寿者では、国民の平均と比較して、総タンパク質に占める動物性タンパク質の割合が高かったのは事実です。この方々の80歳代くらいまでのタンパク源として、当然のことながら、海岸に近い方々は魚介類が中心でした。しかし、海岸から遠い方々は、卵に依拠していることが多かったのです。日本には、欧米と異なり畜産が普及しませんでした。北海道のアイヌや東北のマタギのように、山中で獣肉を捕獲する技術を持つ人々も多くはありませんでした。山中の獲物もケの日の栄養をまかなうには乏し過ぎました。だからこそ、卵が頼りだったのです。ある群馬県の山中の百寿者の男性は、100歳になっても富士登山を続けていましたが、毎日7個の卵を食べていました。

私の知人のユダヤ人は、しばらくイスラエルのキブツで生活していましたが、毎日7個の卵を食べていたと話していました。もっとも安価な動物性タンパク源だったわけです。

彼はその後20年あまり日本で生活しましたが、卵は食べ飽きてしまったのか魚介類を好み、鶏の卵に手に出すことはありませんでした。

健康寿命とコレステロールの関係

地域住民の追跡研究において、血中コレステロール値の低い群で自殺が多いことを示す研究が、1980年代に入り出現してきました。すでに紹介したハワイの日系人のデータもその1つです。さらに、血中コレステロール値を食事療法や薬物療法で低下させた群にも、自殺が多くなることが、マルドーン氏らのメタ解析やJLITの研究でも示されています。

体内のコレステロール値が低下するとうつ病が促進され、それが自殺の原因となるとする仮説が生まれましたが、その実証には時間がかかっていました。私たちは1992年に調査を開始した秋田県南外村の65歳以上の住民を4年間観察し、このことを検証しました。65歳以上の男性において、ベースライン調査でうつ尺度を用いて、うつの程度を測定しました。これはうつ病を発見する目的もありますが、生活満足度を測定する目的も持って

図表3−10　血中総コレステロールの三分位別うつの進行度（4年間）

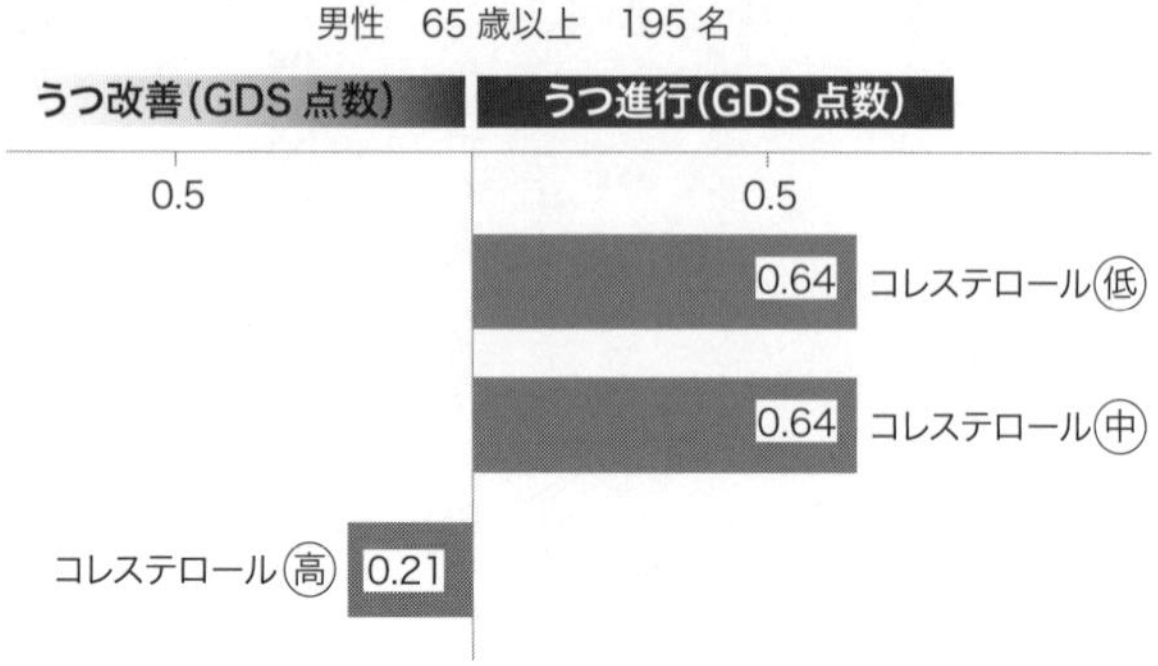

出典：Shibata H et al.：J Epidemiol 1999;9:261

いました。うつの得点が低いほど生活満足度が高いと評価するのです。図表3-10に示しますが、含まれる対象の数が等しくなるように、血中コレステロールの値を低・中・高（三分位）に分け、各々の群のうつ得点が4年間でどのように変化するかを観察しました。

血中コレステロールの低・中位の群では、うつ得点が増加したのに対し、高位の群では得点は、わずかながら低下、つまりうつ状態は改善されたのです。女性に関しても同様の分析を行いました。傾向としては男性と同様でしたが、統計的な有意水準には達しませんでした。血中コレステロールのレベルが男性より女性で高いためかもしれないと解釈されます。

健康寿命の指標の1つに日常生活動作能力があります。洗面、食事、排泄、着脱衣、簡単な移動

図表 3−11　初回時の総コレステロール値三分位別 2 年後の「老研式活動能力指標」得点の低下の出現頻度

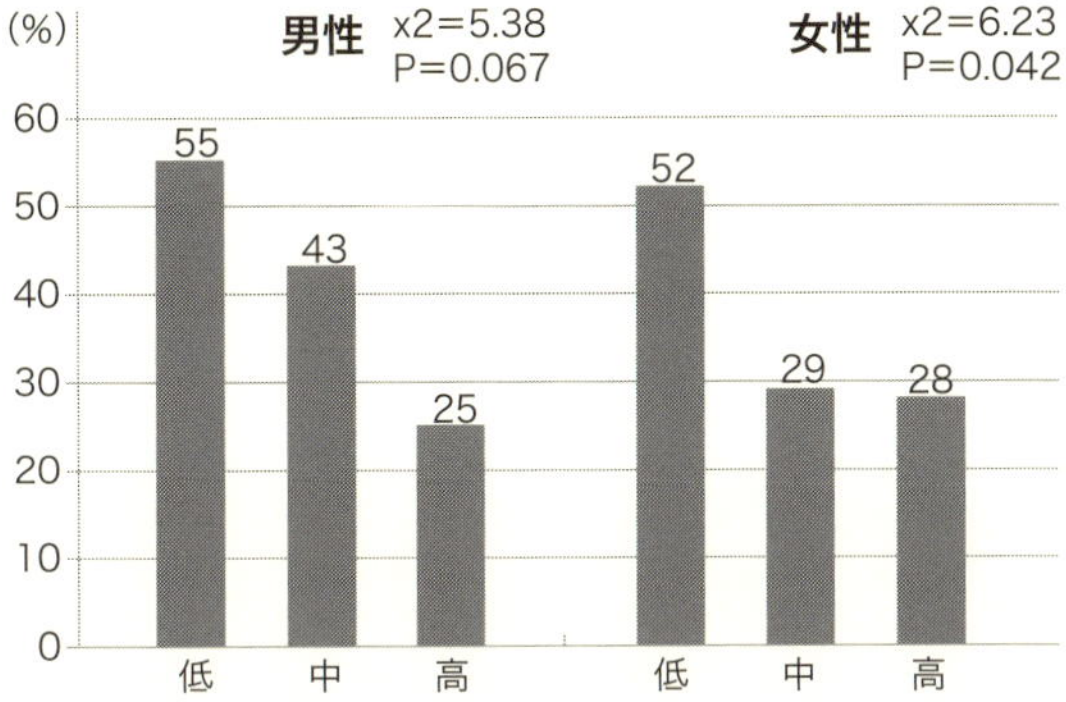

【注】コレステロールの低い群からの低下が多い。

出典：Shibata H et al.: J Epidemiol:1995; 6:571

などの基本動作です。この動作を自力でできない高齢者は障害高齢者、あるいは要介護高齢者と呼ばれます。この動作能力にもっとも強く関与するのは、低アルブミン血症です。血中コレステロール値の低いことも低栄養の指標ですが、低アルブミンの関与の方が強いのです。

この日常生活動作能力が不十分な要介護高齢者は、地域の65歳以上の住民のなかに5〜6%存在します。しかし、残りの90%以上の、一見自立している高齢者の自立能力も、買い物や金銭管理、知的能動性、社会への適応能力などの高次の生活機能に関しては、その能力は一様ではありません。

私たちは、この高次の生活機能を測定する尺度（老研式活動能力指標）を3年がかりで1987年に完成させました。**図表3-11**は東京・小金井市の65～84歳の住民において、ベースラインの血中総コレステロール三分位別の高次生活機能の低下の頻度を、2年間にわたり観察した結果です。血中総コレステロールの低い群からの低下率が高かったのです。総コレステロールのなかのHDLコレステロール値の関与は中立でした。一方、総コレステロール値からHDLコレステロール値を除いた、いわゆる悪玉とされているLDL+VLDLコレステロール値が低いことが、機能低下のリスクとなっていました。

認知症の発症に血中コレステロールがどのように関与するかに関するデータは、まだ十分に蓄積されていません。しかし、血中コレステロールの低い群で、認知能力の得点が低下したとする日本における研究は、いくつか存在します。和田氏らの研究（J Am Geriatr Soc 45巻1411頁 1997年）は、総コレステロールに関しての研究であり、谷口氏らの研究（J Gerontol A 69巻1276頁 2014年）はHDLコレステロールに関してのものです。

体内にある160～180gのコレステロールの4分の1は脳に含まれ、末梢神経を含めると4割近くが脳神経系に存在していることになります。脳のなかのコレステロールは体内から運ばれるのみでなく、脳のなかで独自に作られることもわかってきました。体細胞の細胞膜の脂質は40％弱ですが、髄鞘《ずいしょう》（脳）の細胞膜の脂質は60％を超えています。脳機能とコレステロールの関係に関する研究課題は多いのです。

第４章

高齢社会を元気で生き抜くために

1　誤った老年医学の内容

長生きすると〝ピンピンコロリ〟と死ねない

人間の理想的な死に方としての〝ピンピンコロリ〟というキャッチフレーズが、恐ろしい勢いで広がりつつあります。死の直前まで元気でいたいという願いです。長く寝込むと自分も苦しみ、ケアをしてくれる周囲の人々にも迷惑をかけるという思い込みが、このようなキャッチフレーズを生み出すきっかけとなりました。

この〝ピンピンコロリ〟というコンセプトを生み出した精神的土壌には、2つの大きな誤認があります。1つは、人間が長生きになったために〝ピンピンコロリ〟と死ねなくなったという思い込みです。人間の老化に対する旧《ふる》い概念に囚われてしまっているのです。

後で述べるように、人間の能力は一般的に死の比較的間近まで保たれることがわかってきました。しかし、このような事実が明確になってきたのは、ほんの50年くらい前のことです。それまでは、人間は成長・発達し、成人になって以降は、坂を転げ落ちるように能力も人格も劣化していくと考えられていました。つまり、長生きすることは、弱って自立できない期間が延伸することと考えられていたのです。極端な場合、〝ピンピンコロリ〟の生涯を終えるためには、長生きをしないのが秘訣だ、とまでいわれていたのです。

この〝ピンピンコロリ〟という言葉が生まれたのは、長野県の北沢豊治《きたざわとよはる》氏が1983年の日本体育学会で「ピンピンコロリ（PPK）運動について」という演題の発表をしたときと考えられます。この時期、人間の能力は死の比較的間近まで保たれるという学説が、かなり定着しつつありました。〝ピンピンコロリ〟というキャッチフレーズは、新鮮な響きを与えたのでしょう。最先端の学問においてはさておき、一般的には、人間は長い間寝込んだ末、死んでいくことがほとんどと考えられていたので、このキャッチフレーズは一種の憧れを伴って広がっていきました。

日本には昔から〝ピンピンコロリ〟に近い「ポックリ信仰」が存在します。全国の至るところに、お参りするとポックリ死ねるというポックリ寺が存在します。ポックリ寺は奈良県に多く、全国に50あまり存在します。

わが国には「ポックリ信仰」がある一方で、「あいつは悪業ばかり重ねているから、畳の上では死ねないゾ」といういわれ方も存在しました。つまり、親族や知人に看取られながら、安らかにこの世を去ることを理想とする考えです。これは孤独死を恐れるという、現代人のメンタリティに引き継がれています。

実は、現在の日本人が抱いている死に関する二大願望の〝ピンピンコロリ〟と〝孤独死を予防する〟は、決して両立することのない大矛盾なのです。文字通りある日突然〝ピンピンコロリ〟と死ぬ人は1割くらい存在します。そのなかには、心筋梗塞で突然死する人、大きな脳卒中になり、たった一晩で病院で死ぬ人も含まれます。海外にボランティア活動に出かけテロに遭う人もいれば、雪山で雪崩《なだれ》に見舞われる人もいます。〝ピンピンコロリ〟と誰かに殺されることもあるということです。

すなわち、〝ピンピンコロリ〟できた人ほど孤独死となる確率が高いのです。しかし現代の日本人の多くが、この絶対的矛盾、〝ピンピンコロリ〟と〝孤独死を予防する〟が両立すると信じ込んでしまっているのが不思議です。

これは学問の発展過程にもよります。1903年、メチニコフ氏により、老年学（ジェロントロジー）と死生学（サナトロジー）という用語が、双子のように同時に生み出されました。この双子は、あまり交流することなく、別個に発展してきたのです。

〝ピンピンコロリ〟は人生いかに生きるべきかを追求する老年学の概念として誕生しました。一方、〝孤独死の予防〟は人生をいかに終えるか、という死生学の概念として誕生したのです。老年学と死生学は双子のように誕生した2つの学問ですが、発展の仕方に違いがありました。老年学は急速に発展し、死生学の歩みは遅れました。しかも2つの学問が歩み寄って、問題を検討し合うことも少なかったのです。学問のタコ壺化とタテ割り化を止揚する使命を持って誕生したはずの2つの学問の間に、厚い壁が立ちはだかっていたのです。

"ピンピンコロリ"と"孤独死したくない"は矛盾する

一般に野生の動物は、人目につかないように死ぬことを求めています。人に飼われたペットなどの生態はよくわかりません。自由な行動に制限が加えられているからです。私の家に、生まれたときから9歳まで生きた雑犬が同居していました。息子4人に加えてさらに増えたオスだったので、五郎と名づけられました。

私の四男が受験勉強で、散歩にあまり連れていけなかった罪滅ぼしに、合格後、しきりに散歩に連れ回しました。今にして思えば、犬にとっての9歳はかなり高齢です。四男の散歩のペースがオーバーだったのではないかと思われます。心臓喘息《ぜんそく》のような症状で四男の腕のなかで死にました。五郎自身がどのような死に方を望んでいたのかは不明です。

ある大きな動物園のボス猿が行方をくらましたので、散々探した挙句、園の隅の方で死んでいるのがみつかったという話を聞きました。このニュースをみたとき、長年動物園のなかで飼育されていても、死ぬときは一人（匹）という野生の本能が失っていないことに、奇妙な感銘を覚えました。さらに、生きているときは多くの人々にかしずかれて生活していても、死ぬときは孤立死を選ぶという習性にも興味を持ちました。

私がこのような人間以外の動物に関心を持つのは、日本人の孤独死への恐れがかなり特殊だからです。以前、私は大学院生の修士論文で〝孤独死〟のテーマの研究指導をしたことがありました。この学生は、海外の論文を検索して、日本以外の国には否定的な意味を持つ孤独死という用語が存在しないことを知りました。最近では、このことに気づいている研究者も多く、「自律死」という肯定的な用語を当てる方がよいとする研究者もいます。

欧米の映画で臨終の場面が扱われることも少なくありません。『風と共に去りぬ』（1939年）の主役の一人、メラニーの死の場面が印象に残っています。それまで交流の深かった一人一人が、代わる代わるメラニーの臨床の床を訪れるというシーンでした。日本のように、多数の人々が臨終の場に同席するというシーンはなかったのです。

正確な書名は忘れましたが、一人息子が、一人で死んでいく父親の枕元に、励ましの電話をかけ続けている場面を描いた小説がありました。父親の連れ合いはすでに亡く、臨終に立ち会う人もいませんでした。尊厳死をテーマにした小説だったかと思います。不思議だったのは、その一人息子は父親のそばに駆けつけられる状態にありながら、あえて電話で話し続けていたことでした。

欧米社会では有配偶子、つまり結婚している子どもとの同居率は極めて低いのです。基本は夫婦単位で生活をしており、離婚や死別で配偶者を失えば、一人で死を迎えることは自明のことです。そのことを尊厳と受け止めるメンタリティが、このシーンの基調にあるものと思われます。

作家のヘミングウェイは、さまざまな国の革命運動に参加し、傑作を残しました。最期の数年間は航空機事故の後遺症による心身の不調に苦しみ、作家活動を継続できなくなり、猟銃で自殺しました（1961年）。自死を否定する人々であっても、ヘミングウェイの最後にネガティブなコメントをする人は多くありません。その死は生き方との必然性をもって、帰結しているからではないでしょうか。

先にも述べましたが、〝ピンピンコロリ〟と〝孤独死を予防する〟ことは、止揚することのできない絶対的矛盾であり、これが両立しうると考える楽観主義はかなり滑稽です。私は、自著『中高年健康常識を疑う』（講談社選書）のなかで、「雪山で一人死ぬことが英雄なら、コンクリートジャングルの大都市で一人死ぬこともまた、英雄である」と述べました。

私たちのように、かつて地方で大家族のなかで暮らしていて、その地方から大都会に移住した者は、もとより孤独死は覚悟していたわけです。死ぬ間際になって孤独死を恐れるのは、自分の人生への否定といえないでしょうか。

私はいわゆる見守りシステムを否定するわけではありません。孤独死の危険性はいかなる年代にも存在します。高齢化社会をネガティブなものと考える理由の1つに孤独死をあげつらうことに反対なのです。

脳トレで認知症は予防できるのか⁉

高齢者は幼児返りをしているのだから、小児に用いる一桁《けた》の計算を含むような〝脳トレ〟が、認知症予防に有効だろうと考えられるようになり、日本のみでなく世界各地で行われています。しかし、これらの〝脳トレ〟が認知症の予防に役立たないことが、次第に明らかにされてきました。

脳トレの効果を見る大規模な実験は、まず1998年にポール氏らによってスタートし、その成果は（JAMA 288巻2271頁　2002年）に発表されています。任意に集められた2832人の高齢者が、4つのグループに分けられました。言語を記憶する、問題解決能力を鍛える、問題処理の能力を上げるという3つのトレーニンググループと、何もしない対象グループの4つのグループで比較実験が行われました。6週間の間に、各々のトレーニングが、1時間ずつ10回行われました。得られた結果は、ある程度予想されたものでした。各々のグループの能力は、与えられた課題に対する能力は向上したが、認知能力全体の向上には役立たないという結果が得られたのです。

オーウェン氏らの論文（Nature 465巻775頁 2010年）も興味深いものです。この研究は、18～60歳の5万2617人を対象とし、BBCのオンラインプログラムの一環として6週間のトレーニングを行ったものです。トレーニング前後の認知能力の評価には、妥当性の検証されている4つの尺度が用いられました。実験グループ1と実験グループ2と、対照群に振り分けられました。実験グループ1には6つの課題が与えられ、グループ2には、いわゆる脳トレのプログラムが課せられました。対照群には何も行われません。結果として、トレーニング前後の認知能力尺度のスコアは、グループ1もグループ2も改善しました。しかし対照群も同様に改善したのです。

この論文も述べているように、これはトレーニングの効果を意味しません。認知症の評価尺度を短期間に繰り返したことによる一種の訓練効果です。知能にしろ体力にせよ、テストを繰り返すことによる訓練効果が発生します。そのために、対照群が必要となるのです。また、どのくらい期間を離すと尺度測定の訓練効果を消去できるかが、立派な研究テーマともなりうるのです。

認知症予防に関して大きな誤解が蔓延《まんえん》しています。認知症には計算能力や記憶の障害がつきまといますが、それは認知症の基準とはなりません。認知症は生活機能の破綻の程度によりその重症度、介護のしかたとかかわり方が決まるのです。生活機能を向上させたり、生活機能の低下を予防したりする手立ては、生活のなかにしかありません。

現在、認知症予防の方法としていろいろなプログラムが提供されています。運動やスポーツもそのなかに含まれています。運動をしながら計算をするなど、2つの課題を同時にこなす（デュアルタスク）と一層効果があるという報告もあります。

私が関係している研究グループも、ジムに通ってもらい定期的なエクササイズをすることにより認知能力を向上させたとする研究も報告しています。このように有効性の明らかになったプログラムを認知症予防のために用いることに異存はありません。いわゆる脳トレが役に立たないことが明らかになった現在、エクササイズにその効果を期待する向きも多いのです。

しかし、私は玉石混淆《こんこう》ともいえる認知症予防のプログラムに関して、もう一度原点に戻って考え直すことが必要なのではないかと考えています。生活の場を離れて、たとえばジムに通って行う諸活動が、生活に対するスキル、すなわち生活機能の向上にもっとも役立つはずであるという思いは、一種の期待なのではないだろうか、という疑念も拭いきれないからです。この問題は、一朝一夕に解答を引き出せるものではありません。今後の検討課題となるでしょう。

機械を使う筋トレがよいのか？

健康にとって、運動やスポーツがどのような意味を持つかに関する見解は、歴史的に大きく変わってきました。人類は4万～5万年前から100歳まで生きる遺伝子を持ちながら、つい1世紀前まで、平均寿命50歳を超える国民は出現しなかったのです。人類がすべて低栄養だったからです。しかも現在と異なり、大多数が農業であれ漁業であれ、肉体労働に従事していたので、スポーツなどを行う余裕がなかったのです。

野生の動物は獲物を捕まえるときと外敵から逃れるとき以外は、走るなどという無駄な消耗はしません。人間もまたしかりです。低栄養で過ごすためには、日々の生活にスポーツではなく休息が必要だったのです。

歴史的にスポーツが開花したのは、ギリシア市民においてのみです。過重な肉体労働を担う奴隷の存在があったからできたことです。そのギリシア時代でさえ、医学の父ヒポクラテスは、オリンピック競技に見るような激しい身体活動は体に有害であると述べています。

ローマ時代に入っても、スポーツらしきものがありましたが、それは栄養に恵まれ暇をもて余した貴族の趣味活動であったり、奴隷や罪人の残酷な果たし合いを楽しんだりといった類のものでした。一般市民にとって、スポーツは無縁なものだったのです。

スポーツが寿命を延伸することに役立つことを示唆する研究が出現してきたのは、20世紀も後半になってからです。それも、オックスフォード、ケンブリッジ、ハーバード大学の、ボートなどの運動部に属していた学生の寿命は、一般国民より少し長いといったものに過ぎませんでした。

このような社会の超エリート階級の子弟は、栄養状態も生活環境も一般国民より恵まれています。長寿に貢献したのはスポーツではなく、そのような交絡要因の方なのではないかという見解が支配的でした。

ともあれ、20世紀も後半に入ると、欧米諸国の摂取エネルギーは過剰気味となり、肥満予防も喫緊の課題となってきました。とくにアメリカなどでは、日常生活の電化が進み、安全性の問題もあり、車社会となりました。日常生活におけるエネルギー消費が減少していくなかで、いわゆるレジャー活動としてのスポーツが重視されるようになってきたのです。

高齢者の身体活動のあり方も議論されるようになりました。１９８０年代に私は、高齢者には筋トレのようなものは不必要で、もっぱらウォーキングかせめてジョギングくらいの有酸素運動を行う程度がよいと主張していました。それまでスポーツや運動の専門家は、若者か中年者のみに対する指針を提出していました。私の、心拍数が1分間１２０を超えないような有酸素運動の提言は、新鮮に響いたようです。

体力、体育、スポーツ関連の学会から次々に特別講演に呼ばれ、少し得意になっていました。しかし、私も、それまでの研究をまとめたり、リハビリテーション学のことを学んだりするにつれ、高齢者にも筋トレ的なものが必要なのではないかと考えるようになりました。

しかし、ある時点から、高齢者の筋トレは機械を用いて行わなければ効果がない、という一部の識者の主張が影響力をもち、機械を用いた筋トレは一種の国策の様相を帯びてきました。

図表4－1に示したように厚生労働省もモデル事業を行い、その有効性の評価に乗り出しました。しかし、このモデル事業は失敗に終わりました。生活機能にもＱＯＬ（生活の

図表 4−1　機械を用いた筋力向上プログラムの効果
（介護予防市町村モデル事業）

項目	合計（人）	「改善」「維持」「悪化」の傾向		
		改善した者の割合（%）	維持した者の割合（%）	悪化した者の割合（%）
《生活機能・QOLに関する項目》				
老研式活動能力指標	296	24.3	58.4	17.2
SF-36 身体機能	286	61.9	10.1	28.0
SF-36 日常役割機能（身体）	286	42.7	26.9	30.4
SF-36 身体の痛み	287	48.8	25.4	25.8
SF-36 全体的健康感	286	61.9	7.3	30.8
SF-36 活力	286	56.6	14.0	29.4
SF-36 社会生活機能	286	33.9	42.3	23.8
SF-36 日常役割機能（精神）	286	35.0	37.1	28.0
SF-36 心の健康	286	55.9	12.2	31.8

（厚生労働省老健局（平成 17 年 4 月 19 日）より）

出典：柴田博 スポーツ医学 2005; 22（臨時増刊号）: 2

質）にも、改善率の半分以上の悪化率が認められたからです。この結果は国会でも問題にされました。

薬物であれ、他の療法であれ、許容される副作用は3％未満です。項目によっては30％を超えて悪化する方法を採用できるわけもなく、機械を用いた筋トレはそれ以降行政施策からは姿を消しました。

仕事人間は長生きできない⁉

内閣府は1980年以降、5年間隔で「高齢者の生活と意識に関する国際比較調査」を行っています。2015年（平成27年度）のデータで見ると、日本の高齢者（調査対象者は60歳以上。施設入所者は除く）で、収入を伴う仕事を辞めていない人の割合は28・2％と、アメリカの21・6％、ドイツの12・6％、スウェーデンの16・4％を上回っています。

このような数値は、日本の高齢者は有償労働に人生の意味を見出していることをも示唆しています。しかし、日本の高齢者の有償労働への態度は、かつてと少し変わってきていることも否めません。

件《くだん》の内閣府の調査の初期の頃は、高齢者が有償労働を続ける理由として、欧米諸国では「経済的な理由」が第1位でしたが、日本では「健康のため」などが第1位でした。しかし、最近の調査では、日本人の有償労働を続ける理由の第1位は、「経済的な理由」になってきています。

この変化の原因の1つとしては、日本の高齢者の経済的事情が悪化していることが考えられます。私も年金を受給していますが、16年間に3割近く減額されています。また、高齢者は一般に収入は減少しても、貯金額は若い世代のそれを上回っているものです。したがって、預金金利の引き下げは、高齢者の経済生活を脅かしているのです。

しかし、働き続けることの理由が変化してきたのは、直接的に経済的なもののみではなく、欧米の一部にある価値観に影響されてきたためとも考えられます。

欧米には、高齢を迎えてどのように社会と関わっていくかに関して、2つの考え方があります。1つは、いろいろな意味で生涯現役を続けるのがよいとする考え方であり、活動理論と呼ばれています。もう1つは、離脱理論と呼ばれていますが、一定の年齢になったら、恵まれた年金を受け取りながら現役を退くのが幸せという考え方です。ハッピー・リタイアメントとか、安楽椅子型の人生という言い方もあります。この2つの理論に関して、一定期間激しい論争がありましたが、1980年代に入ると、決着のつかないまま、この

2つの理論は共存する様相を示すようになりました。

私は、さまざまな国の研究者と、高齢者の有償労働に関して討論を行ってきましたが、ある傾向があることに気づきました。それはカソリック系の国々、たとえばフランス、イタリア、スペインなどの学者は、離脱理論を主張することです。一方プロテスタンティズムの国々、たとえばイギリス、アメリカ、ドイツなどの国々の学者は、活動理論を主張するのです。

カナダのモントリオールはフランス語圏ですが、ここで開催された国際会議の折、ケベック大学のスペイン出身の学者たちと、この問題に関して激論を闘わすことになりました。彼らは、「日本人をワーカホリックと自分たちが批判するのは、何時間働いているかではなく、有償労働が生きがいであるというメンタリティを持っているからである」と述べました。私は離脱理論に与《くみ》するわけではありませんが、彼らの本音は理解しました。

わが国を含め、東洋人には本来、離脱理論の系譜は存在しないと私は考えています。しかし、欧米の思想は絶えず流入してきます。経済的な事情が許せば、あくせくせず、グループで山に登ったり、趣味のサークルに参加したりして悠々自適の人生をエンジョイするのがよいという人々が、一定の割合で増えることも自然ななり行きといえるでしょう。

高齢者の性に対する偏見

高齢者に関する研究のなかで、もっとも遅れているのは性に関する研究です。老化や高齢者問題を扱う学会は数多くありますが、高齢者の性生活とその意味をダイレクトに論ずる演題はきわめて限られています。したがって、高齢者の性に関する優れた啓発書がいくつか出版されているにもかかわらず、社会一般には高齢者の性に関する誤解や偏見が満ち溢れているのです。

高齢者の性に関する偏見の構造は重層的です。1つは若い世代を含め人間の性に関する偏見があり、それは高齢者の性に対する偏見にも敷衍していること。もう1つは、若い世代では容認されているのに、高齢者ではタブー視されるというエイジズムとしての偏見です。

森省二氏は『逸脱するエロス　愛と性の精神病理』（講談社現代新書　1990年）のなかで、「エロスは愛《ラブ》だけを意味するものでも、また、性《セクシャリティ》だけを意味するものでもない。両者の統合的な概念である。あえて日本語に訳す場合は『性愛《せいあい》』という重ね言葉があてられている」と述べています。愛すなわちプラトニックラブと、性すなわちエロティシズムに分離したのは偏見の産物としているのです。

性生活をエロスすなわち「性愛」の具現化ととらえると、その目的には生殖は元より、コミュニケーションおよび快楽も含まれることになります。しかし、人類のプラトニックラブに対する憧憬も根深いものです。生殖のための性行為は必要悪として認めても、そこに快楽を求めるのは背徳的であるという観念は、とくにキリスト教などのヘブライズム文化のなかに根強くあります。

このようなストイシズム（禁欲主義）は若い年代に対しても強制されることが少なくありません。ましてや、高齢者の性行為の目的に生殖は含まれず、もっぱらコミュニケーションと快楽のみです。老いて枯れるべき高齢者の性行為は不潔であるということになるのでしょう。

高齢者の性の偏見には次のようなものがあります。

- 一定の年齢になったら性への関心はなくなる。あるいはなくなるべきだ。
- 生殖年齢を過ぎると性行為の能力は急速に低下する。とくに女性は。
- 高齢者は異性の身体的魅力よりも、精神的な魅力により関心を持つようになる。
- 配偶者を失ってからの性行為は背徳的である。

・心身に障害のある高齢者の性生活はありえない。

以上のようなことの他にも、人間の、あるいは高齢者の心理や生理への理解が浅いためタブー視されているものもあります。たとえば自慰です。私が思春期の頃、自慰は体に悪いという説が一定の支配力を持っていましたが、性科学の進歩によりそれは否定されています。

しかし、高齢者に関しては、自慰を含めて射精一般を戒める「接して漏らさず（江戸時代のベストセラー本、貝原益軒の『養生訓』の一節）」があります。女性と交わるのはよいが、心身の消耗が激しいので、射精は控えた方がよいとするものです。これは貝原益軒の訓えとされていますが、後で述べるように、『養生訓』の浅読みの結果です。

高齢者の性に関する偏見は、エイジズムの典型です。その根本的な原因は、実証研究の少なさにあります。高齢社会の幕開けの頃、あらゆる分野においてエイジズムがはびこっていました。日本の高齢人口が7％を超えたのは1970年ですが、このとき上梓された有吉佐和子の『恍惚の人』により、すべての高齢者が認知症になると誤解されました。高齢者は肉や脂をできるだけ控えるべきとするのが常識でもありました。これらが克服されてきたように、性に関するエイジズムも克服されていく可能性は大いにあります。

2　誤った老年医学の起源と流行

高齢者になると長く寝込む!?

長生きすると寝たきりの期間が長くなり、医療費が嵩《かさ》むというのは全くの事実無根です。しかし、このような考えが広がるには、然るべき理由があったわけです。そのことを、ここで整理しておきましょう。

実は、人間が死亡する前にどのくらい寝込むかという研究は、1980年代に入るまでは存在しませんでした。皆、各々は、近親者を通して、また世間的な噂話などから、最終臥床期間に関するイメージを作り上げていたのです。長生きをすると寝たきりの期間が長くなるという思い込みは、最初は、乳児死亡や感染症による死亡との比較において形成されたと考えられます。平均寿命が50歳に達しない国民の死因の首位は感染症であり、乳児死亡率も高いのです。日本では、男女とも平均寿命が50歳を超えたのは1947年であり、国民の死因の首位は1950年まで結核でした。

肺結核などで長い期間床に就く人が稀ではありませんでしたが、日常生活のすべてを介助してもらう期間は、それほど長くないと考えられていました。それと比較して高齢者が死亡するに際しては、臥床期間が長いというイメージが生まれたものと思われます。

高齢者の寝たきりの期間が長いという先入観をもたらした原因の1つは、地方自治体による障害者の認定です。1995年より障害者手帳が交付され、さまざまなサービスを受けることのできる施策を自治体が開始し始めたのです。この障害者手帳は、寝たきりの期間が6ヶ月に達すると交付されるのが一般的でした。後に私たちの調査で最終臥床期間が6ヶ月に達するのは、全死亡者の20％にも満たないことが明らかになりました。しかし、障害者手帳が交付され始めた当時は、半数くらいが寝込み期間6ヶ月を超えると思われていたのです。

特別養護老人ホームの入居者を見る機会が多くなったことも、高齢者寝込み期間を過大評価させる一因となりました。特別養護老人ホームを寝込みの始まりとし、死亡までの期間を計算すると、短くて3年、長ければ10年に及ぶこともあります。しかし、私たちのその後の調査で、死亡する前の臥床期間が1年を超える割合は、8％くらいであることが判明しました。しかし、当時はそのことはわかっていませんでした。

障害を持つようになり、6ヶ月で障害者手帳が交付され、各種サービスを受けても在宅ケアが無理な場合に、特別養護老人ホームに入る例がほとんどです。平均よりかなり長く寝込む何らかの要因を抱えた高齢者と考えてよいでしょう。

現在、特別養護老人ホームの入居者は、重度の障害者を優先するため、要介護度3以上の方を入居させるよう、行政指導が行われています。しかし、比較的最近までそのようなしばりは明確ではありませんでした。

要支援程度の軽度の人々も入居していました。このような人々の死亡までの期間は長期に及ぶのです。

以上のような要因が複合的に作用して、高齢者の最終臥床期間が長いという先入観を形成してきました。しかも、長生きするほど臥床期間が長くなるという、全く根拠のない〝錯誤〟も生み出してしまったのです。〝ピンピンコロリ〟信仰は、人類の長寿そのものを敵視する思想に拍車をかけることになったのです。

孤独死をめぐる錯覚

先に述べたように、日本人の孤独死を恐れる心理はかなり独特のものです。野生の動物は一人(一匹)で死ぬ場所を求めるものですが、欧米にも、ネガティブなニュアンスの孤独死（あるいは孤立死）を意味する用語は存在しません。この日本人独特のメンタリティを形成した要因を解明するのは、それ自体きわめて興味深いテーマになるでしょう。

しかし、今回はそのような深淵《しんえん》な考察はさておき、この孤独死忌避のコンセプトが、どのように生まれ、広がり、そして長寿社会を生き抜く上で、いかに大きな足かせとなっているかについて述べましょう。

孤独死が問題になり始めたのは1970年代です。核家族化が進み、独居老人の死後、だいぶ経ってから久しぶりに訪ねてきた親族により遺体が発見されたという報道で、この用語が登場したように記憶しています。1980年代に入ると、このトピックはマスコミがこぞって取り上げるようになりました。

問題は、なぜ孤独死は「長生きするほど増える」という根拠のないことが信じられるようになったかです。これには、人口動態統計のデータの読み間違いがあるのではないかと考えられます。この統計は、厚生労働省により作成されていますが、日本人の出生、婚姻、死亡などを包括的に取り扱っているものです。この統計の死因分類のなかの「診断名不明確及び原因不明の死亡」という大カテゴリーのなかに、「立会者のいない死亡」という小カテゴリーがあります。

このカテゴリーの数値は年々増加しています。1997年には人口100万人当たり

2・9だったのが、2010年には19・6人と激増したのです。とくに大都市東京の増加は著しく、全国の2倍以上に達しています。

この統計のカテゴリーは「孤独死」という名で拡がりました。この孤独死の増加は平均寿命が延伸するプロセスで起こったため、長生きをするほど孤独死が増えるという錯覚へとつながりました。同時に高齢化率も年々増加しているため、長寿化と高齢化が孤独死をもたらすという思い込みに、拍車がかかったのです。

実は、この統計データを別な角度から見ると、長生きするほど孤独死するというドグマに陥らないで済んだはずなのです（図表4-2）。年齢別に見ると孤独死が最も多いのは60～64歳であり、高齢になるほどその数は減少します。90歳を超えると孤独死の数は60～64歳の1割にも満たないのです。長寿と高齢化を孤独死の原因へと誘導したい学者はあえて、このようなデータを伏せてしまいます。専門外の人々はデータを直接扱うことは少ないので、なかなかミスコンセプションから抜け出せないのです。

この孤独死の元凶を長寿化だとする発想と、〝孤独死を予防する〟ことが〝ピンピンコロリ〟と両立するとする能天気な錯覚は、人類の長寿化と高齢社会への歪んだ観念を助長していくのです。

図表 4–2　年齢層別の孤独死者数(2013 年)

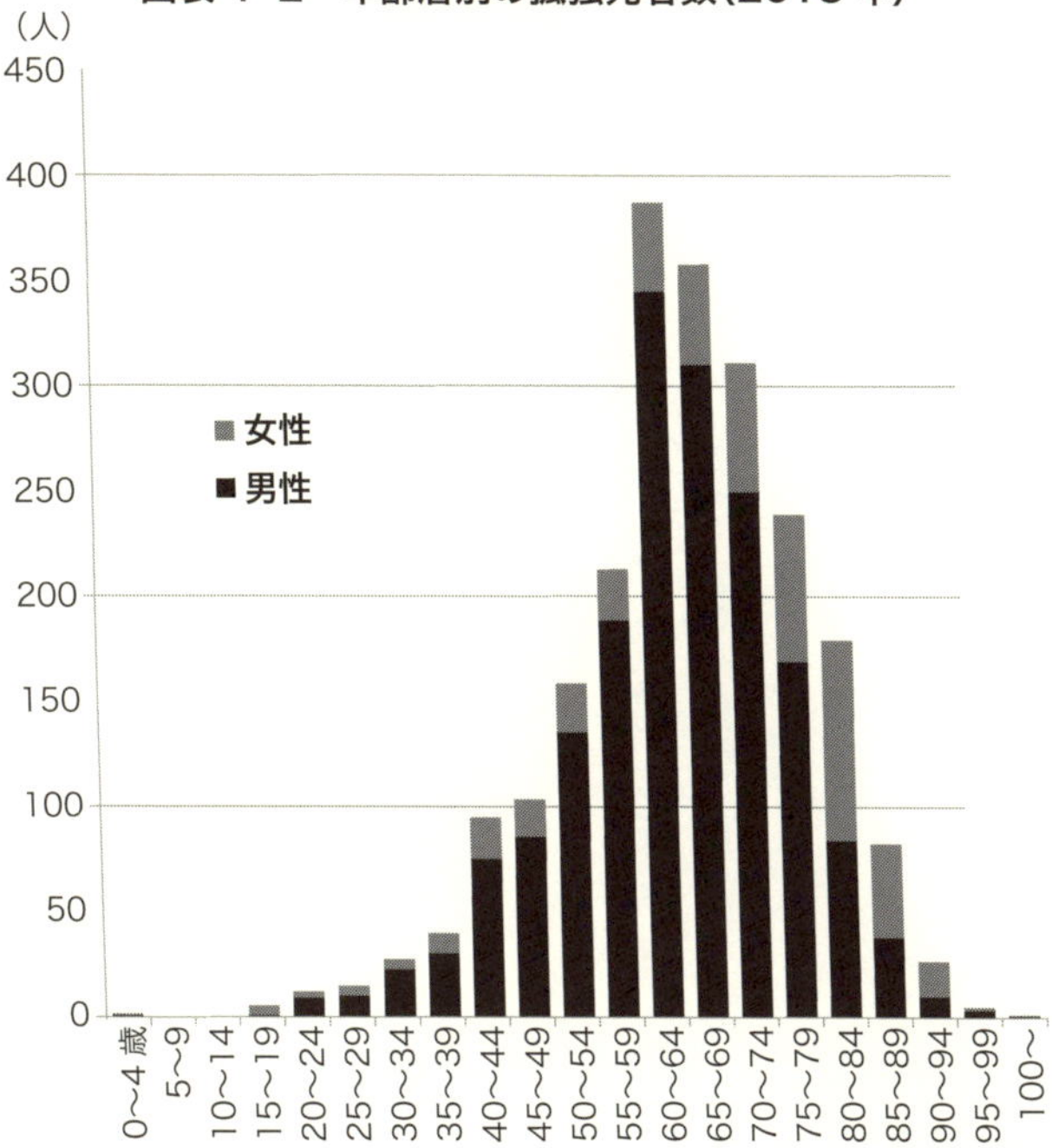

＊「立会者のいない死亡」という死因カテゴリーの死亡者数である。

資料：厚労省「人口動態統計」(2013 年)　作成者：舞田敏彦（@tmaita77)
出典：データえっせい：孤独死の統計 2017

単純な脳トレは高齢者差別

先に述べたように、世の中に出回っている一桁の計算を含むいわゆる脳トレが、認知能力全体を向上させることに役立たないことが明らかとなってきました。脳トレのみでなく、デイサービスで一般的にみられる、塗り絵やお遊戯といった保育園で行われているようなプログラムも、再検討する必要があるものと考えられます。これらを馬鹿馬鹿しく感じ、デイサービスに行きたがらない人も少なくありません。

これらのプログラムは、エイジズム（高齢者差別）がベースとなっているからです。

エイジズムは、アメリカでは、人種差別（レイシズム）、性差別（セクシズム）に次ぐ第三の差別として1960年代から克服すべき対象とされてきました。

エイジズムには高齢者に対する差別的態度や行為も含まれますが、そのベースには老化や高齢者に対する偏見があります。無知や無理解といってもよいでしょう。また、高齢者や老化を測定するための尺度が完備されていないことが、この偏見に拍車をかける結果となりました。

たとえば高齢者の機能を測定する尺度も、1980年に入って開発されてきましたが、それ以前にはあまり存在しませんでした。そこで心身の老化の進んだ高齢者の知能を測定するために、成長発達期の幼児用の尺度が代表して使われたのです。

そこで短絡的な考え方が発生します。幼児用の尺度で小学1年生並みのスコアしか取れない高齢者には、小学1年生に有用な計算ドリルが有用と考えてしまうことです。戯画化すると、一桁の計算を含むような脳トレのプログラムは、このような過程を経て作られているのです。

ここには成長発達と老化の本質に対する大きな誤解が存在するのです。成長発達期にある幼児の計算能力が低いのは、まだスキルを習得していないからです。高齢者の計算能力が低いのは一度獲得したスキルを失ったからです。そこが根本的に異なる点なのです。

高齢者の１００ｍ走のタイムが幼稚園児と同じであったとしても、その意味は異なっています。幼稚園児の１００ｍ走のタイムは、総合的な動作性能力を代表している可能性が高い。一方、高齢者の場合は、１００ｍ走の能力のみが選択的に低下しているのかもしれません。疾病や老化により一度獲得したスキルを失った高齢者には、代償機能が存在する可能性もあります。その1つは道具を使う能力です。１００ｍで幼稚園児並みのタイムの高齢者で、車を運転できる高齢者は少なくないのです。

加齢による習得したスキルの喪失は、きわめて選択的です。また残存能力や潜在能力のあり様も個別的です。成長期の幼児においては、計算能力を向上させることですべての能力を向上する可能性を否定はできません。１００ｍ走のタイムの向上が総合的な身体能力の向上をもたらすことも十分考えられます。

しかし、それと似たものとして高齢者の能力の向上を考えることは、見当違いです。そのことを理解しないと、次々に役に立たない脳トレのプログラムを生産し続けることになってしまいます。

機械を使う筋トレの起源と流行

機械を用いて行う高齢者の筋トレは、突如出現したわけではありません。高齢者の筋トレが必要であるとする理論が生まれ、それを根拠として生み出されたわけです。

先に述べたとおり、高齢者の運動のことが問題となった当初、私たちは、高齢者は有酸素運動を中心とすべきで、筋トレのようなものは必要がないと考えていました。運動・スポーツの関係者にも、そのような考えが浸透していきました。高齢者にとってもっとも大切なことは、日常生活を自立して行える能力を維持することであり、その目的以上の筋力をつける必要はないと考えたのです。日常生活のなかでは、衣服を着ることができればよいのであり、他人より早くボタンをかけるような行動体力は必須ではないと考えたわけです。

しかし、高齢者の社会的立場は変化してきました。有償労働であれボランティア活動であれ、社会参画の機会も多くなりました。若い世代と協働するためには、一定のペースが求められます。高齢者の行動体力に、生活機能を維持するのみでなく、社会活動を行うに足るレベルを満たすことが求められてきたのです。

折しもリハビリテーションの分野で、パワーリハビリテーションという概念が登場してきました。従来リハビリテーションは、不自由に陥った機能を回復させることを主眼として行われてきました。脳血管疾患で右下肢がマヒすれば、それを回復させることが目標となるわけです。しかし、高齢者の場合、その効果はなかなか現れず、日常生活の不自由は続きます。そこで、発想の転換が図られました。それは機能を失った下肢の回復をもっぱらとするのではなく、健全な下肢の筋力をアップさせることを目標とすることです。この方が効果が上がりやすいからです。健全な下肢の筋力がアップすると、ケンケン歩きをしながらトイレに行くことも可能となる道理です。日本の都会に住む高齢者で、車椅子が使えるような家に住んでいる人は多くはないでしょう。

その頃、ある住宅メーカーから私に、バリアフリーの個人住宅を開発する共同研究の提案がありました。建築学の専門家もリハビリテーションの専門家も加わり、モデルハウスを作成しましたが、終局的にはコストがかかり過ぎて市場には出せませんでした。

車椅子で移動することを前提としていましたが、門から玄関までの通路の勾配を限りなく小さくしなければならず、50坪くらいの土地では通路を確保できなかったのです。若者は下肢の機能が失われても、上肢の機能は車椅子の操作に十分です。しかし高齢者の場合、上肢の機能も同時に低下しているため、車椅子の操作ができないわけです。

以上のように、高齢者にも筋トレが必要な事実が次第に明らかとなってきました。問題は、このような社会的要請に便乗して、不適切なコマーシャリズムが侵入してくることです。機械を用いる筋トレもその1つです。

先に示したように、機械による筋トレは、いち早い行政のモデル事業とその評価により、行政施策からは姿を消しました。しかし、民間のアスレチックジムなどで同様の筋トレは行われています。しかも、行政のモデル事業は、専門家の指導によって行ってもこれを一般化するには悪化率が高過ぎたのです。民間の筋トレの実態も十分点検して、有効性と安全性を確保しなければなりません。

高齢者の仕事を忌避する発想の起源と流行

先に述べたように、高齢者の有償労働を禁止する離脱理論を主張する学者は、フランス、イタリア、スペインなどカソリック系の国に多いことを、私は感じてきました。マックス・ヴェーバーは、プロテスタンティズムでは有償労働は神からの天職として位置づけられていると述べています。カソリックが有償労働を禁止する根拠は、旧約聖書にあるのだろうと想定しました。

新約聖書と比較して、旧約聖書を読む人は少ないのですが、創世記第三章の内容は知らぬ人がいません。後にエデンの園から追放されて人類の祖先となる人《ヒト》（後のアダム）と、その妻の女《オンナ》（後のエバ）は神の掟《おきて》に背き、ヘビにだまされ禁断の木の実を食べてしまいます。神は女《オンナ》に「私はあなたの産みの苦しみを大いに増す。あなたは苦しんで子を産む……」といわれました。人《ヒト》に対しては「地はあなたのためにのろわれた。あなたは一生苦しんで地から食物を取る。地はあなたのために、いばらとあざみを生じ、あなたは野の草を食べるであろう。あなたは顔に汗してパンを食べ、ついに土に返る」といわれました。

このように、女性の陣痛の苦しみと男性の生活の糧を得るための労働は、神の掟に背いた罰として、人類に課せられたものとされているのです。

「人間はパンのみのために生きるに非《あら》ず」とはいえ、パンがなければ生きられないものです。糧を得るための労働は、生きていくための必要悪とでもいうべきものとされているわけです。子育てをして住宅ローンを支払うべき年代にあってはいざ知らず、それらから解放される年代になったらいち早く有償労働から撤退したいと考えても不思議ではありません。

倫理学者の羽入辰郎《はにゅうたつろう》氏は、マックス・ヴェーバーが「プロテスタンティズムにおいては、有償労働が神から賦与された天職として認識されている」と述べているのは、すべてねつ造であると批判しています。この羽入氏の説は、ヘブライ語などが読めないためプロテスタンティズムの初期の文献を確認できない私にとってもきわめて衝撃的な内容です。社会学の歴史上最大の事件の1つともいうべきものでしょう。

ともあれ、私の経験上、プロテスタンティズムの国々では、高齢者に関する活動理論が一般的で、当然有償労働に対しても肯定的です。その典型がアメリカです。アメリカは、エイジズムという用語を生み出した1960年代から、定年年齢を引き上げる方策をとってきました。1967年には年齢による雇用差別撤廃法を成立させ、1986年には事実上定年制を廃止しました。現在、保安職などの4つの職業以外の定年年齢は存在しません。

アメリカはヨーロッパにおける宗教改革に飽き足らなかったピューリタンが、メイフラワー号で乗りつけて建設した国です。ヨーロッパにおけるプロテスタンティズムにはみられないほど、高齢者に関する活動理論の徹底した国といえるでしょう。

私たちは、アメリカの研究者と交流する機会が多いのですが、高齢者の有償労働に関する意見は奇妙に一致します。しかし、これをわが国に活動理論が根づいていると考えると、少し見当はずれでしょう。東洋の国々には、もともと旧約聖書にあるような、生活の糧を得る労働に対するスティグマ意識（ネガティブな烙印《らくいん》）は存在しないのです。西欧の視点から日本を解釈するのは妥当ではないでしょう。

高齢者の性に対する偏見の起源と流行

なぜ日本人のなかに、高齢者の性に関する偏見やタブー意識が強いかに関して、一般的に誤解があるように思われます。それは欧米社会の方がセクシャリティに関して自由な発想を持っているので、それが反映しているとする考え方です。これは20世紀に入ってからの短いスパンのみを見れば、見当はずれとはいえません。しかし、人類の歴史を省みると事情は違ってきます。

多くの人類学者や民俗学者が指摘しているように、ヨーロッパ諸国は遊牧民族が定住することによって成立していきました。しかし、日本や朝鮮半島の国々はもともと農耕社会であり、遊牧民族としての経験をしていません。

遊牧民族は、羊の群れを伴うにせよ、狩猟を行うにせよ、食糧は限られており、部族の人数が増えることには細心の注意が必要となります。一方、農耕民族にとっては、人数が増えることは生産力が向上することであり、歓迎すべきことでした。このような生産基盤によって、性道徳は大きく異なってきます。欧米人は遊牧民族の性道徳を継承しているため、戒律的ですが、農耕社会にはその戒律はありません。夜這《よば》いなどの慣習はその証です。閉鎖された部落には、外者《よそもの》の血を入れるため、旅人に女性を御伽《おとぎ》として差し出す場合もありました。旅人への女性の逆夜這いも存在しました。韓国の学者にこの話をしたところ、彼らは、我が意を得たとばかりに私の意見に賛同し、韓国では自分の妻を他人に紹介するとき「われわれの妻です」と紹介する習わしがあると話してくれました。

日本社会においても、キリスト教などのヘブライズム文化が明治時代に入ってくるまでは、武家社会以外での性道徳はおおらかでした。江戸時代の川柳でもそれは明らかです。ギリシアのヘレニズム文化では統一されていたエロス＝性愛を、プラトニックラブとセクシャリティに乖離《かいり》させたのも、ヘブライズム文化でした。

20世紀における欧米のフリーセックスの運動は、乖離したプラトニックラブとセクシャリティを統合することを目指す思想闘争の意味を持っていました。しかし、わが国のヘブライズムにおける性戒律の歴史は明治以来、1世紀の歴史しかなく、それを改革する内的必然性はありませんでした。セクシャリティが秘めごとであっても、あまり不自由とは感じなかったのです。

高齢者の性の問題についても、1948年にアメリカのキンゼイ報告が出されました。また、1972年から5年ごとに70歳老人の性生活を調査した報告が、スウェーデンのヨーテボリ大学から出されました。このような欧米の動きに対して、日本における研究は遅れをとりました。

貝原益軒の『養生訓』において、中高年の性の訓えが詳しく書かれています。過度の射精を戒め、年代別の回数のスタンダードを示しています。それによると、20歳で4日に1回、30歳で8日に1回、40歳で16日に1回、50歳で20日に1回、60歳では接して漏らさず、です。しかし、体力が盛んなら月1回はよいとしています。平均寿命が20歳代の江戸時代のことです。かなり積極的な中高年の性のすすめといえるでしょう。貝原益軒が、いかに健康に恵まれた社会的エリートに向けてこの『養生訓』を書いたかがわかります。

日本人の高齢者の性に関する研究が遅れた原因の1つには、私たちのような老年学を生業としている研究者の責任もあります。しかし、もっと大きな原因は平均寿命が50歳の壁を破るのに欧米先進国に半世紀遅れたことです。今でこそ高齢人口比率は世界一ですが、成熟社会の仲間入りをするのは半世紀遅かったのです。

3　健康寿命の正しい延ばし方

最終臥床期間は長くない

1982年、総理府は『「つい」の看取りに関する報告書』をまとめました。これは1980〜81年にかけて、70〜80歳で亡くなった全国1243名の家族に対して行った、最終臥床に関する調査結果です。ところが、この報告書はさまざまな理由のため、公表されることはありませんでした。

しかし、きわめて限られた内容のみ、老年学の研究者などに非公式に伝えられました。その内容を見て私はまさに〝目からウロコ〟の感に打たれ、国民全体にその内容を伝えるべきだと判断しました。そこで私と共同研究者が1985年に上梓した『間違いだらけの老人像　俗説とその科学』（川島書店）に、研究者に内々伝えられている内容に限り、許可を受けて掲載させていただきました。

その後、私たちは、山形大学医学部公衆衛生学教室の方々と共同で、山形県藤島町（現鶴岡市）において3年間、40歳以上で亡くなったすべての家族に対し、総理府の行った調

図表4−3　最終臥床期間の分布

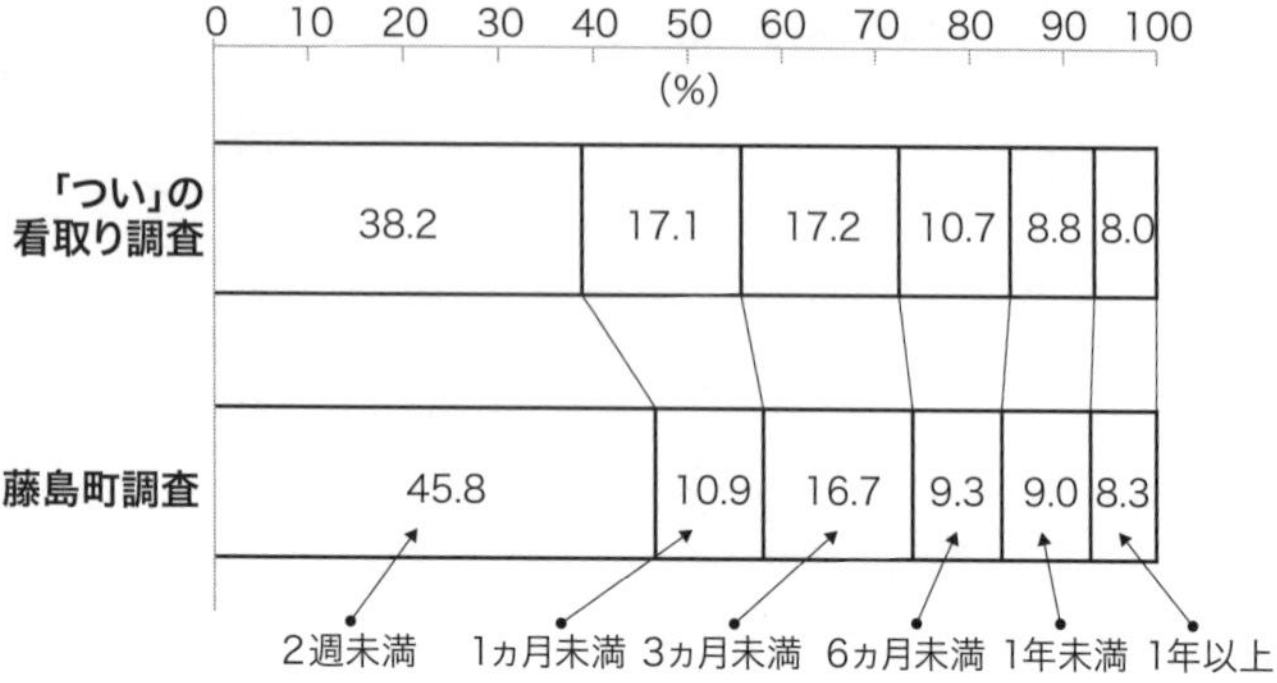

出典：安村誠司他 日本公衛誌 1990; 37: 851

査と同じ内容のインタビュー調査をさせていただきました。

図表4-3は、以上の2つの調査の最終臥床期間の分布を示しています。この2つの調査の対象年齢は異なりますが、内容は酷似しています。臥床期間のもっとも多いのは2週間未満であり、総理府の調査で38・2%、藤島町の調査では45・8%を占めています。1ヶ月未満をまとめると、各々55・3%、56・7%と、過半数を占めています。臥床期間が6ヶ月以上にわたるのは、総理府の調査16・8%、藤島町の調査17・3%です。1年以上にわたるのは、各々8・0%、8・3%。6ヶ月以上寝込むと障害者手帳が交付され、1年以上寝込むと施設入所も検討されるようになります。このような方々を通じ、臥床期間に関するイメージが作られて

きましたが、亡くなる方々全体のなかでは例外的といえるほど少数派なのです。

〝ピンピンコロリ〟を短絡的に考えてはいけません。人間の能力、とくに概念を操作したり、価値判断をしたりする能力は、比較的死の直前まで保たれることがわかっています。しかし、死の2年くらい前から、金銭管理やショッピングなどの部分的なサポートが必要となる場合が多いのです。このような期間と最終臥床期間を合計しても、80年あまりの人生の長さを考えると、多くの人々は〝ピンピンコロリ〟と死亡していくといえるでしょう。

図表4-4は1人当たりの年間医療費を年代別に示したものです。年間医療費はいずれの年代においても、死亡者の方が生存者より少し高い。終末期の医療費が高いためです。興味深いのは、より若い世代の方が死亡者の医療費が高く、高齢になるほど医療費は低くなっていることです。これは2つのことを意味しています。1つは高齢になって死亡するほど、終末期の医療の密度が薄くなること。同時に、高齢になるほど最終臥床期間が短い、つまり〝ピンピンコロリ〟と亡くなることが多いことを意味するのです。〝ピンピンコロリ〟と死にたければ長生きすることです。

現代社会の諸悪の根源は人間が長生きになったことであると、したり顔にいう識者も少なくありません。しかし、それは全くの誤解です。

図表4−4　日本における1人当たりの年間医療費

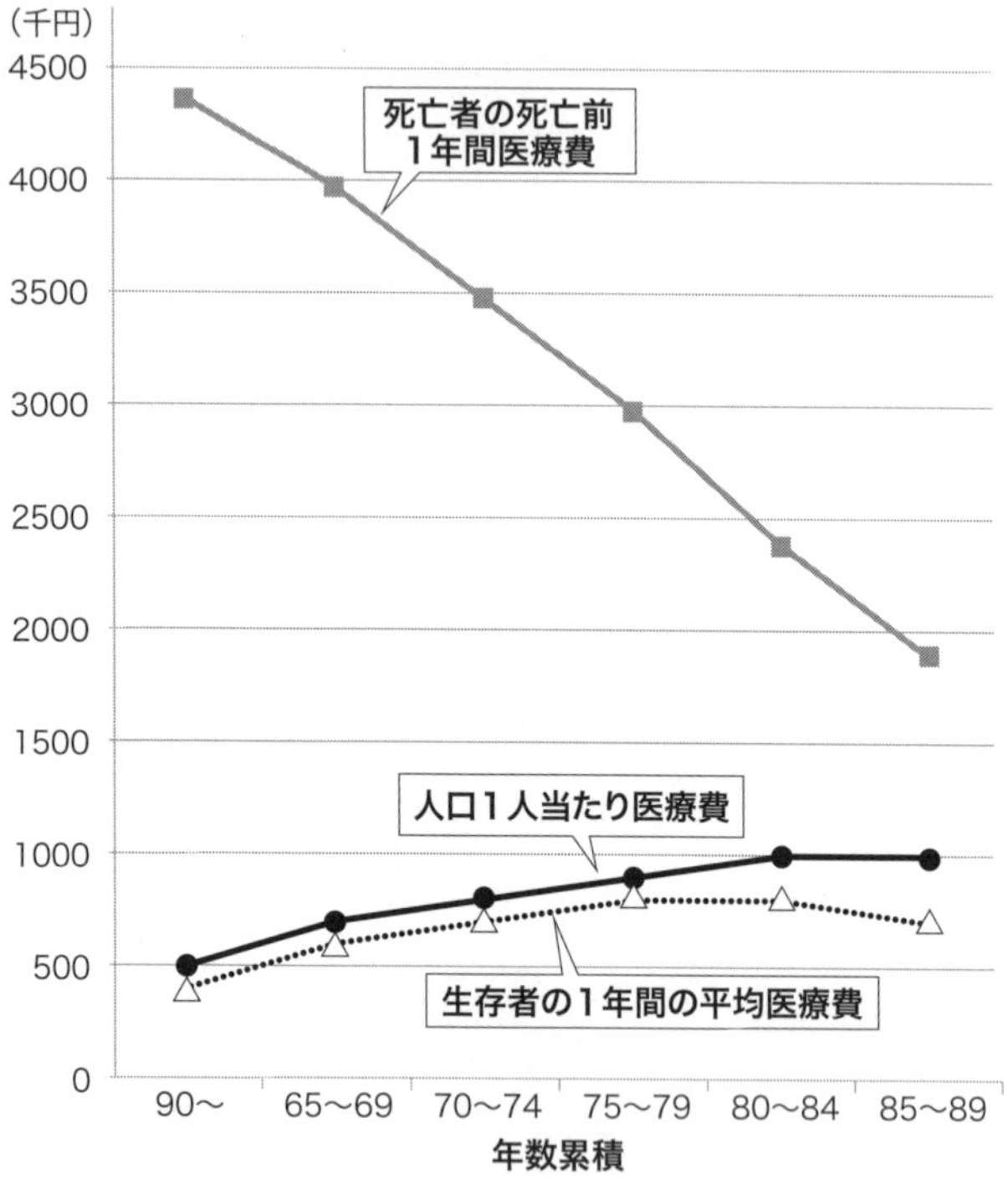

出典：国際長寿センター 平成23年度 理想の看取りと死に関する国際比 2012

家族と同居した方が健康でいられるのか？

1970年代から、高齢者の家族との同居率が低下してきました。マスコミは長寿化と核家族化が高齢者の不幸の根源であるとしきりに主張しました。欧米社会では核家族は当たり前ですが、日本社会では歴史上はじめての社会現象であり、どのように捉えてよいかよくわからなかったための混乱だったのではないでしょうか。

高齢者は、家族と同居しないと健康的な生活を送れないという思い込みがありました。つまり、高齢夫婦のみの世帯や一人暮らしでは、食生活も粗末になり健康状態も悪いと思われていたのです。

そこで私たちは、1977年、東京都小金井市の65歳以上の住民の半数（3960名）を無作為抽出し、調査票を郵送し、家族形態と健康の関係を調査しました。回答率は93・3％と高いものでした。

この調査結果は当時の思い込みを打破するのに十分でした（図表4－5）。もっとも生活機能の自立（高ADL）の頻度が高いのは、夫婦のみの世帯であり、男女を合計して94・8％を占めていました。次いで、無配偶子つまり結婚していない子どもとの同居88・1％、一人暮らし86・9％、有配偶子同居84・6％の順でした。家族社会学では、無配偶

図表4－5　居住形態別「高」ADL者の比率

(%)

	男	女	計
一人暮らし	90.8	85.8	86.9
夫婦	93.4	97.4	94.8
無配偶子同居	90.5	85.0	88.1
有配偶子同居	88.3	82.5	84.6
計	90.7	85.5	87.9
(母　数)	(1546)	(1809)	(3355)
	8.573*	38.523**	52.541**

* p<.05　** p<.01

出典：古谷野亘他：社会老年学 1986；24号28頁

子との同居は、高齢者が同居子をサポートしているると解釈されます。

有配偶子同居は家族が高齢者をサポートしていると解釈されます。この有配偶子同居の高齢者の高ADLがもっとも少ない結果は不思議ではありません。夫婦のみ、あるいは一人暮らしできる自立能力が低下するにつれ、有配偶子と同居する確率は高くなるからです。

孤独死の問題に対しても、長寿化が元凶であるとしている点で、この当時と類似した勘違いがあるように思われます。社会の長寿化とともに孤独死が増えてきたトレンドを見て、長寿化が孤独死の原因のように錯覚している人々が少なくありません。しかし、**図表4－2**（227ページ）に示したように、孤独死がもっとも多いのは60～64歳であり、高齢になるほど少数になり、90歳以上ではきわめて少ないのです。

これも当然のことです。高齢になり、夫婦のみ、あるいは一人で暮らすことが困難になるにつれ、有配偶子と同居するか、施設に入居する割合が増えてきます。当然、孤独死のリスクは低下するのです。元気に活動している高齢者ほど孤独死のリスクは高いのです。

〝ピンピンコロリ〟と孤独死を予防することは絶対的な矛盾ともいえます。この矛盾にどのような折り合いをつけていくかは、その人の人生観にかかっています。少なくとも両者が矛盾なく両立するという安易な楽観主義からは何も生まれません。

最近孤独死の地域差を扱った研究も散見されます。東京都監察医務院のデータを元に、23区間の比較を行った興味深い報告もあります（金涌佳雅他　厚生の指標60巻（7）11頁　2013年）。孤独死の数は年々増加しており、男性の場合、東部、北部地域に多いという特徴があります。いずれにせよ、この差をもたらしている要因を見極めることは、今後の課題です。

〝ピンピンコロリ〟の発想は、老年学の産物であり〝孤独死〟を予防する発想は、死生学の発想です。そのため、両者が矛盾関係にあることが気づかれずにきました。この矛盾に正面から立ち向かっていくことを高齢社会は要請しているのです。

認知症予防に王道はない

先に紹介したように、認知症を予防するためのいわゆる脳トレは、欧米の研究者たちにより無効であることが実証されました。

高齢者が認知症であるか否かは、生活機能がどのくらい障害されているかにより決定されます。認知症の検査に計算能力も含まれていますが、検査の点数はあくまでも参考所見です。かつて学術的な生活をしていたときの残存能力として、計算能力に長《た》けていて、検査のスコアが高くとも、失禁で介助を受ける状態では認知症ということになります。

認知症の予防に王道は存在しません。すでにみたように、やせていると認知症になりやすいのは事実です。高齢者のもっとも長生きするＢＭＩと、もっとも認知症になり難いＢＭＩはピタリと一致しているのです。ＢＭＩが一定のレベルに保たれるような栄養状態であることが、予防のための第一の条件です。認知症の予防に有用な栄養素があれこれ取り沙汰されますが、ある特定の栄養素が単独で、複雑な脳の機能である認知能力を左右することはありえません。よくいわれる認知能力の向上に有用な栄養素は、不足したときに問題になるに過ぎないのであり、摂れば摂るほど認知症が向上するというわけではありません。

もっとも有害なコンセプトは、長寿のための条件と、認知症を予防するための条件が敵対するとするものです。実際には、長生きをするほど、死の苦痛や恐怖を和らげるための天の摂理ともいえるボケの期間も短いのです。

逆説的な言い方になりますが、認知症の予防を自己目的化することによっては、認知症を予防したり遅らせたりすることはできないのです。現在健康を自己目的化し、「健康のためなら死んでもよい」というブラックユーモアも囁《ささや》かれる社会的風潮となっています。

欧米でも1980年代に入り、ヘルシズムという、日本でいえば健康オタクとでも呼ぶべき風潮が広がってきました。このことを意識してか否かは知らず、世界保健機関（WHO）は、カナダのオタワで開かれたヘルスプロモーションの世界会議で「健康は人生の貴重な資源であるが、人生の目的そのものではない」と宣言しました。

あれから30年経ちますが、人生の目的と手段が倒錯した風潮が、ますます激しさを増しています。認知症予防を自己目的化し、仕事も趣味もひたすら認知症の予防のためにするという社会病理学的現象が進化・進行しているのは遺憾です。

人間は加齢にともない、発達していく可能性を持った存在でもあります。私もこれまで生涯発達のモデルとなるような方々の性格や心情を『スーパー老人のヒミツは肉だけじゃない！』（社会保険出版社　2016年）などで紹介してきました。

感服したのは、生涯発達している人々のなかに健康オタクは皆無であるということです。すなわち健康のために活動をするのではなく、人生の目標を達成するために健康に留意するという人々ばかりだったのです。

自らの人生の目標を達成するための活動には、たえざる自己変革が求められます。それが意図すると否とにかかわらず、認知症予防にも寄与しているのです。一方、自分の健康を自己目的化して行う活動は、いやになったら撤退することができます。同じように見えても本質的な意義は異なるのです。

高齢者の運動は日常生活で

人類にとってスポーツが長寿に役立つといわれるようになったのは、20世紀も後半になってからです。しかも、国民全体に栄養が行き渡るようになった先進国においてのみのことです。

30年くらい前から、高齢者の運動のあり方も議論されるようになりましたが、まだまだ検討すべき課題が多過ぎます。私自身この30年間、高齢者の運動のあり方に関する見解が二転三転してきました。ここでは、私なりの高齢者の運動のあり方に関する考え方の基本を整理しておきたいと考えます。

これまでの私たちの研究でも、運動やスポーツが生物学的余命を延伸させるというエビデンスは得られていません。しかし、運動やスポーツがいわゆる健康寿命を延伸することを示唆するデータは、いくつか得られています。

現在、欧米からはかなり多くの、わが国からはいくつかの、スポーツや運動の認知能力の向上に対する効果を示す報告が出されています。しかし、留意すべきなのは、その多くは特定の場所に出向き、一定のプログラムをこなすというデザインの研究がほとんどだということです。当然、設定された特定の場所に、物理的に行くことができる歩行能力を持つ高齢者に対象は限定されます。しかも、そのプログラムの効果を2年以上にわたって検証した研究はきわめて少ないのです。

スポーツや運動の目的は、理屈抜きにそれをエンジョイすることを別にすれば、生活機能を維持・改善すること、つまり健康寿命を延伸することです。現在課せられた一定のプログラムをこなすことが、認知能力や体力の向上に役立つという前提で、介入実践が行われています。

しかし定式化されたプログラムをこなすことがベストな方法なのかを、厳密に考えてみる必要があります。すでに紹介したように、機械を用いた運動のモデル事業は、指導者がついてのプログラムでありながら失敗に終わりました。

生活機能の向上とは、生活上の諸活動のスキルアップのことです。それを日常生活の諸活動と無関係なプログラムの実践を通して獲得できると考えるのは、一種の幻想かもしれないのです。プログラム化された脳トレが、その人の認知能力全体を向上させることができないことが実証されているのです。運動プログラムの生活機能への関係もそのアナロジー（類推）である可能性を否定はできません。

民間のジムや自治体の会場において、運動の実践を指導する機会が増えてきました。その際、個別性を十分考慮して、教育プログラムを考えなければなりません。通っているジムや会場にしかないような機械や道具の使い方をいくら指導しても、効果は限定されます。自宅にそのようなものはないからです。特定の場所に通えるのは、せいぜい週に1～2回。しかも、移動能力の低下や経済的事情により、通所できなくなると、運動することは一切できない状態となってしまいます。

家庭で毎日行っているプログラムを、いかに上手に指導するかが要《かなめ》となるのです。日々の生活上の実践のなかに、運動の持つ積極的な要素を取り入れたプログラムを作り、それを指導することが肝要なのです。通所している週2日は「その日は運動をする」ではなく、

「その日は生活のなかでの運動を学ぶ」ことに用いられなければなりません。

ある会合での講演で「ジムに通うより、廊下の雑巾がけをする方がよい」と語ったところ、インテリ風の中年女性に「東京で、そんな長い廊下のある家に住んでいる人は、ほとんどいません」とたしなめられました。喩《たと》えの示し方には注意が必要ですね……。

日本の高齢者は働くのが生きがい

すでに述べたように欧米人のなかには、生活のために一生働き続ける人生は幸せでないと思い込んでいる人は一定数、あるいはかなり存在します。私は、その源流が旧約聖書にあるという仮説を持ち続けています。

老年学には、生活の質（QOL）という概念があります。生物学的寿命を生命の量とすると、その人生の中身は、生命の質ということになります。命の質という言い方は重苦しいので、生活の質という訳語に落ちつきました。

生活の質の要素には、貧困ではないこと、ある年齢まで生活機能が維持されていること、人間関係がよいことなどが含まれています。終局的には人生や生活に満足しているか否かが問題となるのです。私はいつも、この生活の質の要素に仕事をすることが含まれていないことを不思議に思ってきました。やがて、旧約聖書のヘブライズム文化の影響を受けている人々を納得させるためには、生活の質の要素に、生活のための仕事を入れることを避けなければならなかったことを理解できるようになりました。

ヘブライズム文化の影響を受けていない日本人には、もともと高齢者が一生有償労働を続けることに、ネガティブな意識はありません。欧米人の一部がいかに不気味がろうとも、仕事を生きがいと感じる人は多いのです。

よく、欧米の生活の質（QOL）と日本人の生きがいに、どのような違いがあるのかを質問されます。私は、両者の関係を**図表4－6**のように理解しています。欧米のQOL概念は、本人が幸せならそれで完結されるものです。日本の生きがい概念は、それでは不十分です。生きがい研究のパイオニア神谷美恵子氏は「人間が最も生きがいを感じるのは、自分がしたいと思うことと義務とが一致したとき」と述べています。欧米のQOLに社会的役割とその達成感が合成されて日本型の生きがいとなっているのです。

1980年代に入り、アメリカの国立老化研究所の初代所長を務めたバトラー氏とその研究協力者は、高齢者にとってプロダクティビティを実践することがもっとも大切であると主張しました。この内容には、有償労働も家事労働やボランティア活動も含まれていま

図表4－6　欧米化QOLと日本型生きがいの関係

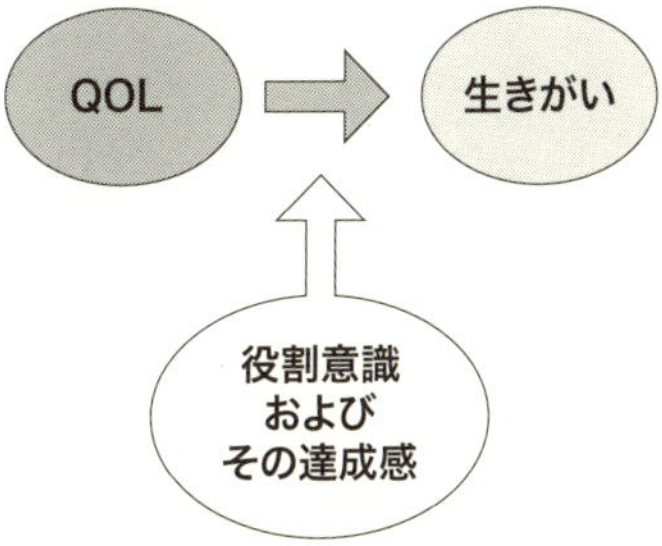

出典：柴田博『8割以上の老人は自立している！』ビジネス社 2002

す。私は、まだ公式の組織で承認されたわけではありませんが、このプロダクティビティを社会貢献と訳しています。

この用語が生み出された当時、欧米社会においても、高齢者は社会に支えられる存在であると規定されていました。これに対して、高齢者が社会を支える役割を担うという発想は、まさにコペルニクス的転換といえるでしょう。

驚嘆すべきは、バトラー氏がユダヤ人であることです。文化的には有償労働をスティグマ視するヘブライズム文化の影響を受けていたはずですが、世界ではじめて高齢者のプロダクティビティの概念を創造したのです。

図表4－7は、私たちが70歳以上の日本の代表サンプルを3年間追跡調査し、プロダクティビティの構成要素である諸活動が、3年間のアウトカムに与

図表 4−7　1999 年の総社会貢献時間と 2002 年のアウトカム

	ADL 障害レベル	認知障害レベル	死亡
有償労働時間	—	—	—
家庭内無償労働時間	↓↓	↓↓↓	—
奉仕・ボランティア時間	—	—	—
以上3つの活動総時間	↓↓↓	↓↓↓	↓

1999 年時点の年齢、性、教育年数、ADL 障害レベル、認知障害レベル、慢性症罹患数を調整
↓P<0、10　↓↓<0、05　↓↓↓P<0、01

出典：柴田博、杉原陽子、杉澤秀博：応用老年学 2012; 6: 21

える影響を解析したものです。個々の活動時間はそれほど多くないので、総活動時の影響もみました。

総活動時間が多いほど、3年間にＡＤＬ障害や認知障害に陥る率は低かったのです。死亡率も低かった。高齢者の社会貢献がどのように役立つかの研究は十分ではありません。しかし、社会貢献をしている本人の役に立っていることは疑いがありません。

高齢者の性のリアリティ

高齢者の性の研究は、欧米と比較しわが国では遅れていると述べましたが、大工原《だいくはら》秀子氏の研究はきわめて先駆的でした。中野区の保健婦であっ

た彼女は、現役時代から高齢者の性の問題に取り組み、著書『老年期の性』（ミネルヴァ書房　1979年）を上梓しました。平均年齢71・5歳の在宅高齢者、男性261名、女性249名を調査したものです。

この研究は、高齢者は恋愛や性的欲求とは無縁な存在であり、そうあるべきだという社会規範に風穴を開けたという意味で革命的な役割を果たしています。この研究では、男性の44・8％は、若いときより性的欲求が減ったと答え、25・5％は性的欲求はほとんどないと答えています。女性の57・6％は、性的欲求は全くないと答えています。

いずれにせよ、高齢者の性に対する欲求はかなり残っているという事実自体が、当時としては大きな衝撃を与えました。しかも、この調査は高齢者の性をタブー視する社会風潮が回答にバイアスを与え性的欲求がないとする回答率を高めた可能性もあります。大工原氏はこの分野の研究者として将来を期待されるなか、残念なことに定年後間もなく亡くなりました。

男性ホルモン研究の第一人者である熊本悦郎氏らの研究は、セックスパートナーのいる20〜80歳代の男性8000名と、既婚の20〜70歳代の女性2000名の性生活について、質問紙を用いて調査したものです。性交渉ゼロの男性は加齢にともない増えますが、70歳後半でも55・2％は性交渉を持っています。女性では70歳前半まで、44・1％が性交しているのです。想像したよりも実際の性交の頻度は高かったと言えます（『性差の医学シンポジウムNo.2』メディカルビュー社　1994年）。

高齢者の性の内容は多様です。コミュニケーションと快楽を求めるため、さまざまな意匠が存在し、許容されます。自慰はもとより、それへの介助もありえます。性ホルモンが不足して、性器の湿潤度が低下した場合のワセリンなどの使用もあります。要は、いかなる補助的手段が用いられようと、それをタブー視する理《ことわり》はないということです。

愛撫や交接はあっても、挿入をともなわない射精もあり、挿入があっても射精のない、あるいは控える性交もありえます。

問題は、どのような形態であれコミュニケーションと快楽を高め、高齢者の生活の質（QOL）を向上させる上で、どのように役立っているかを認識しておかなければならないということです。しかし、それを調査で明らかにするのは容易ではありません。

高齢者の性活動は、年々活発になってきていると考えられていますが、実際にはそうでもありません。**図表４－８**は、荒木乳根子氏らの調査による年代別のセックスレスのトレンドを示しています。セックスレスは性交回数が月1回未満と定義しています。対象は関東圏に住む40~79歳の配偶者のいる男女です。自記式調査票を配布し、封書で回収しました。いずれの年代でもセックスレスの頻度は12年間で増えています。２０００年の調査で

図表4–8　年次別セックスレスの割合(%)

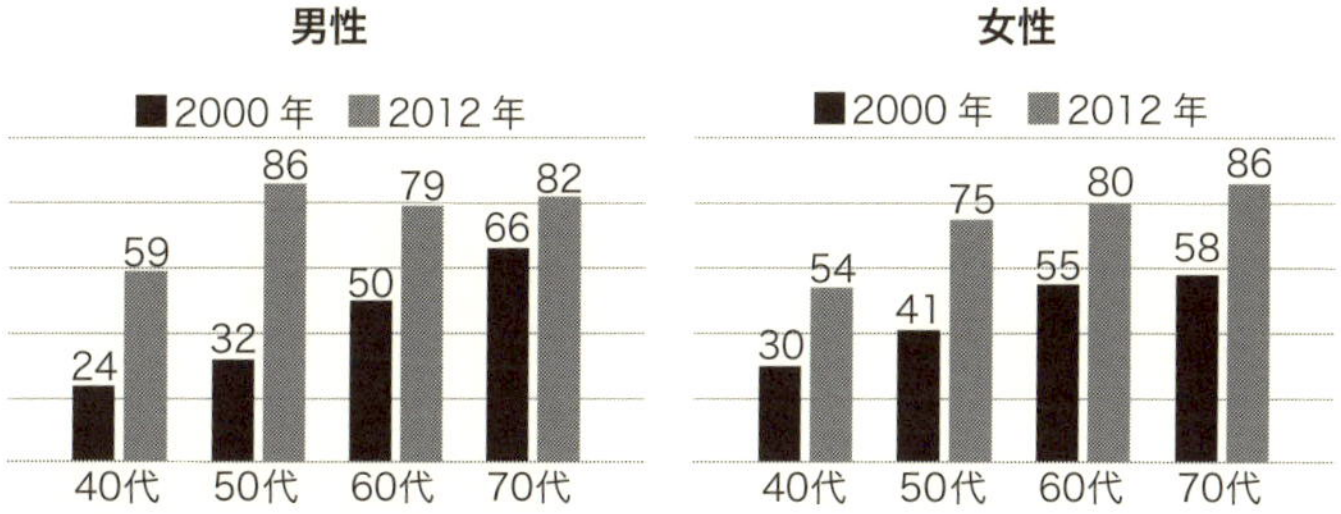

出典：荒木乳根子、石田雅巳、大川玲子、金子和子、堀口貞夫、堀口雅子
『セックスレス時代の中高年性白書』 harunosora 2016

はセックスレスは、加齢にともない男女とも増えていました。しかし、２０１２年の調査では、男性の50歳代の方が70歳代よりセックスレスが多いことは注目に値します。

ただし、この貴重なデータの解釈にあたっては少し注意が必要です。１つは回収率が２０００年の調査では35・８％、２０１２年の調査では23・９％と低いことです。どのような傾向の人々が回答しなかったのかは不明のままです。挿入をともなう交接のみを性交と定義したことも一考を要します。

この調査は中年を含めているので、このような定義を用いたのはやむをえないでしょう。しかし、先に述べたように、高齢者の性交の形は多様です。これら全体を含めた高齢者の実態を知ることは容易ではありません。

障害を持つ高齢者の性生活に対するサポートも開始されてきました（坂爪真吾『セックスと超高齢社会「老後の性」と向き合う』、ＮＨＫ出版新書　２０１７年）。一般社団法人ホワイトハンズの、重度の身体障害者に対しての、スタッフによる射精介助の例にも感銘を覚えました。題名は忘れましたが、野戦病院で看護婦（師）が、負傷した若い戦士の射精を介助する外国映画のワンシーンを思い出しました。

解説――老人を殺すな！

和田秀樹

本書を読み終えて、どのような感想をお持ちだろうか？

一つ一つの話に出てくる、説得力をもつ統計数字や図表を見て率直に驚かれた方も多いだろう。本当に信じてよいのかを戸惑われる人も少なくないはずだ。ただ、私の30年に及ぶ高齢者専門の精神科医としての臨床経験からはまったく頷《うなず》けるもの（私が専門とする認知症の話や高齢者の能力も含め）ばかりである。

私自身、1988年に浴風会病院（東京都杉並区）という高齢者専門の総合病院に勤務して、驚くことの連続だった。そこでは、若い人と同じ感覚で高齢者に医療を行ってはいけないことを徹底的に思い知らされたのだ。

この病院は、養護老人ホームや特別養護老人ホームが併設されているために、高齢者を亡くなるまでフォローすることも多かったし、亡くなってから解剖することも多かった。そこで、生前の診断が間違っていた――たとえば重症の認知症だと思っていた患者さんのご遺体を解剖してみたら脳の異常がほとんどなく、実際はうつ病だった（ならば適切な治療をすれば治っていた）のではないかと思い知らされることなど——を何回か経験して、私のその後の精神科治療の考えにも大きな影響を与えてくれた。

この病院では、高齢者のさまざまな医学的常識を疑う医師も多くいた。ホームの入居者を亡くなるまで追跡調査をして、高齢者に関しては、血糖値が高いか中間か正常かが生存曲線には関係ないことだとか、血圧が160くらいまでは生存曲線が正常血圧の人と変わらないことなどが明らかにされた。さらに驚くべきことだが、ホームの入居者については、喫煙者も非喫煙者も生存曲線に差は出なかったのだ。喫煙で肺がんや心筋梗塞になる人はホームに入る前に亡くなっているので、ある年齢まで喫煙しても平気な人は、その後の生存率には差がないのだろうというのが考察だった。

そんなこんなで、私自身、高齢者の医療については、血圧や血糖値を薬で無理に正常値に戻す必要はないし、栄養状態がいい人のほうが長生きできるという実感を本にしようとして、1996年に『老人を殺すな！』（ロングセラーズ）という本を上梓したのだが、その際に柴田博先生の名と、その研究業績を知った。私の浴風会時代の経験や、先輩方の研究だけでなく、その著書のいくつかを参考にさせていただくことで、この本ははるかに内容に満足できるものになった。

ただ、この国では、しっかりした臨床経験やフィールドリサーチに基づいた医療への提言より、大学医学部が発信したものや旧来から信じられてきたことのほうが、はるかに人々に信じられる。

そのため、メタボ健診のように、少なくとも高齢者の健康を損ねるような考え方が蔓延してしまう。逆に柴田先生や私のような提言は、なかなか広まっていかない。

学問の世界でも、大学の医学部の専門分化については、いくつも病気を抱えることが多い高齢者には不適応なものになっていることは徐々に論じられてきているが、大学の医学部の構造はほとんど変わる気配はない。そんななか、高齢者対象の医療のあり方を考えられるように、かなりの数の大学の医学部に「老人科」とか「老年内科」が新設されたが、蓋を開けてみれば、そのほとんどが臓器別診療の大学医学部で教授になれなかった人の救済ポストとなっていて（そういう人を教授にするための救済枠ということだ）、もともと高齢者の臨床を続けてきた医師がそこのトップになったという話は、ほとんど耳にしたことがない。

お金にまつわる悪い噂も絶えず、実際、高齢者の薬漬け医療がいま尚続けられている。すべてのデータを正常化させるという強迫観念は改められることはなかったし、本書で論じられるようにその正常値の真価もあてにならないものだらけだ。

やっと、東大医学部の老年病科の教授が変わり、高齢者の薬を減らすガイドラインも出された。しかし、日本老年医学会の出した『高齢者の安全な薬物療法ガイドライン2015』という本も、本当にフィールドリサーチや臨床経験に基づくものなのかはかなり怪しい。たとえば、副作用が多く、高齢者のQOLを下げることが多い骨粗鬆症治療薬の項目を見ると、「特に慎重な投与を要する薬物のリスト」には「なし」となっている。今でも老年医学の世界でボスとして君臨している元東大教授に忖度しているとしか私には思えなかった。一方、高齢者の自殺は非常に多いのに、うつ病の薬は目の敵にされている。ついでにいうと、他に「なし」とされているのは本書でも問題にされている高脂血症の薬である。

医学の世界で、「たられば」は許されないのかもしれないが、柴田先生のような先生が老年医学の教授になり、老年医学会でリーダーシップをと執っていれば、日本の老年医療もずいぶんと違っていたはずだと残念でならない。

私の愚痴のような解説になってしまったが、柴田先生は私がもっとも尊敬する先輩医師であることは言を俟たない。

本書を読んでわかるように、日本の医学者には珍しく、実際にどうなっているのかを、すぐに調査をし、納得できるまで研究をし続ける態度に頭が下がるのだ。まさに今の大学医学部が森林太郎なら、柴田先生が高木兼寛に対応するように思えてならない。どちらを信じたら健康で長生きできるかをぜひ考えてもらいたい。
残念ながら、本書のような柴田先生の集大成といえる名著が出ても、日本の医学の世界に大きな影響を与えることはないだろう。しかし、これを参考にすることができる（完全に盲信しろというつもりはない。老年医学の世界はまだわからないことだらけなのだ）読者の方は、旧来の説に縛られる人よりは、健康で長寿に繋がると私は信じている。

わだ・ひでき
1960年大阪府生まれ。1985年東京大学医学部卒業。「和田秀樹こころと体のクリニック」院長。日本神経学会認定医、臨床心理士、日本精神分析学会認定精神療法医、日本内科学会認定内科医、日本精神神経学会精神科専門医。『感情的にならない本』などベストセラー著書多数。昨今は、『受験のシンデレラ』『私は絶対許さない』など、映画監督としても注目されている。

主要参考文献

第1章

柴田博『スーパー老人のヒミツは肉だけじゃない！』社会保険出版社　2016
柴田博、藤田美明、五島孜郎編著『高齢者の食生活と栄養』光生館　1994
遠山美都男『天武天皇の企て　壬申の乱で解く日本書紀』角川選書　2014
松田誠『高木兼寛の医学　東京慈恵会医科大学の源流』東京慈恵会医科大学　2007
篠田達明『日本史有名人の身体測定』KADOKAWA　2016
厚生労働省『日本人の食事摂取基準2015年版』第一出版　2015
石毛直道『日本の食文化史　旧石器時代から現代まで』岩波書店　2015
柴田博『肉を食べる人は長生きする　健康寿命をのばす本当の生活習慣』PHP研究所　2013
柴田博『中高年こそ肉を摂れ‼』講談社　1999
柴田博『なにをどれだけ食べたらよいか。』ゴルフダイジェスト社　2014
原田信男『歴史のなかの米と肉　食物と天皇・差別』平凡社選書　1993
藤巻正生『機能性食品と健康　食品は進化する』裳華房　1999
高橋久仁子『フードファディズム　メディアに惑わされない食生活』中央法規出版　2007
柴田博『ここがおかしい⁉　日本人の栄養の常識　データでわかる本当に正しい栄養の科学』技術評論

社　２００７
原田信男『日本の食はどう変わってきたか　神の食事から魚肉ソーセージまで』角川学芸出版　２０１３
熊谷修『介護されたくないなら粗食はやめなさい　ピンピンコロリの栄養学』講談社＋α新書　２０１１
伊藤記念財団『日本食肉文化史』１９９１
新開省二『50歳を過ぎたら「粗食」はやめなさい！』草思社　２０１１
筑波常治『米食・肉食の文明』ＮＨＫ出版　１９６９
武光誠『食の変遷から日本の歴史を読む方法』ＫＡＷＡＤＥ夢新書　２００１
石垣純二『常識のうそ』文春文庫　１９８６
高木和男『食からみた日本史　上』芽ばえ社　１９８６
Shibata H. Shibata N.『Malnutrition in Japan is threatening longevity in the future』J Gerontol Geriatr Med (2017); 3:2-6
Kontis V et al,『Future life expectancy in 35 industrialised countries: projections with a Bayesian model ensemble』The Lancet (2017) 389; 1323-3

第2章

柴田博『病気にならない体はプラス10kg』ベストセラーズ　２００８

Shibata H, Suzuki T, Shimonaka Y. eds『Longitudinal Interdisciplinary Study on Aging』Serdi Publishing Company, Paris, 1997
柴田博『メタボ基準にだまされるな！　メタボ退治の発想と施策の間違いを徹底論証』医学同人社　２０１１
高井昌史、古賀篤『健康優良児とその時代　健康というメディア・イベント』青弓社　２００８
Vellas BJ, Sachst P; Baumgentnen RJ eds『Nutritional Intervention and the Elderly』Serdi Publishing Company, Paris, 1995
柴田博、芳賀博、古谷野亘、長田久雄『間違いだらけの老人像　俗説とその科学』川島書店　１９８５
東京都健康長寿医療センター研究所健康長寿新ガイドライン策定委員会編著『健康長寿新ガイドライン エビデンスブック』社会保険出版社　２０１７

第3章

柴田博編著『中高年の疾病と栄養』建帛社　１９９６
浜崎智仁『コレステロールは高い方が長生きする』エール出版社　２００３
柴田博『元気に長生き元気に死のう　老後の健康常識のウソ』保健同人社　１９９４
ワルター・ハルテンバッハ（大島俊三、小出俟子共訳／奥山治美監修）『コレステロールの欺瞞「悪玉」コレステロールは作り話』中日出版社　２０１１
小町喜男『循環器疾患の変貌　日本人の栄養と生活環境との関連』保健同人社　１９８７

大櫛陽一『「血圧147」で薬は飲むな』小学館　2014
日本動脈硬化学会『動脈硬化性疾患予防ガイドライン2017年版』日本動脈硬化学会　2017
日本脂質栄養学会監修『長寿のためのコレステロールガイドライン2014年版　生化学の視点がとらえたコレステロール低下剤の危険性』日本脂質栄養学会　2014
田中秀『「コレステロール常識」ウソ・ホント　知ってビックリ！　正しい知識と診断基準』講談社　2005
大櫛陽一『100歳まで長生きできるコレステロール革命』永岡書店　2012
田中正人著、斎藤哲也編『哲学用語図鑑』プレジデント社　2015
大野秀隆『コレステロール善玉悪玉論のウソ』啓明書房　1995
レイ・モイニハン、アラン・カッセルズ（古川奈々子訳）『怖くて飲めない！　薬を売るために病気はつくられる』ヴィレッジブックス　2008
秋下雅弘監修『男性ホルモンの力を引き出す秘訣』大泉書店　2013
五島雄一郎『コレステロールを減らす本　食べものの工夫で動脈硬化の不安が解消する』講談社　1977
山我哲雄『一神教の起源　旧約聖書の「神」はどこから来たのか』筑摩書房　2013
Ravnskov U etal『Lack of an association or inverse association between low-density-lipoprotein cholesterol and mortality in the elderly: a systematic review』BMJ Open (2016) 6. e010401
内野元著、奥山治美監修『コレステロールを悪者にしたてたのは誰だ！』文芸社　2018

第4章

柴田博『8割以上の老人は自立している！』ビジネス社　２００２
柴田博『中高年健康常識を疑う』講談社　２００３
貝原益軒著、杉靖三郎編『養生訓』徳間書店　１９６８
日本応用老年学会編著『ジェロントロジー入門』社会保険出版社　２０１３
クリストファー・チャブリス、ダニエル・シモンズ（木村博江訳）『錯覚の科学』文藝春秋　２０１１
ローレンス・W・グリーン、マーシャル・W・クロイター『実践ヘルスプロモーション—PRECEDE‐PROCEEDモデルによる企画と評価』医学書院　２００５
神谷美恵子『生きがいについて』みすず書房　２００４
杉澤秀博、柴田博編著『生涯現役の危機　平成不況下における中高年の心理』ワールドプランニング　２００３
Butler RN, Gleason HP, eds『Productive Aging, Enhancing Vitality in Later Life』Springer Publishing Company New York 1985
柴田博『生涯現役「スーパー老人」の秘密』技術評論社　２００６
荒木乳根子、石田雅巳、大川玲子、金子和子、堀口貞夫、堀口雅子著、日本性科学会セクシュアリティ研究会編『セックスレス時代の中高年性白書』harunosora　２０１６
日本聖書協会『旧約聖書』一九五五年改訳

坂爪真吾『セックスと超高齢社会　「老後の性」と向き合う』NHK出版　２０１７
森省二『逸脱するエロス　愛と性の精神病理』講談社　１９９０
羽入辰郎『マックス・ヴェーバーの犯罪「倫理」論文における資料操作の詐術と「知的誠実性」の崩壊』ミネルヴァ書房　２００２
臨床スポーツ医学編集委員会『高齢社会における運動支援実践ガイド』文光堂　２００５
佐藤眞一監修『「結晶知能」革命　50歳からでも「脳力」は伸びる！』小学館　２００６
藤原佳典、小池高史編著『何歳まで働くべきか？』社会保険出版社　２０１６
高見澤たか子『いい年を重ねるひとりの暮らしかた』海竜社　２０１４
鳥羽研二『ウィズ・エイジング　何歳になっても光り輝くために…』グリーンプレス　２０１１
鈴木隆雄『超高齢社会の基礎知識』講談社　２０１２
大工原秀子『老年期の性』ミネルヴァ書房　１９７９

著者プロフィール
柴田 博（しばた ひろし）

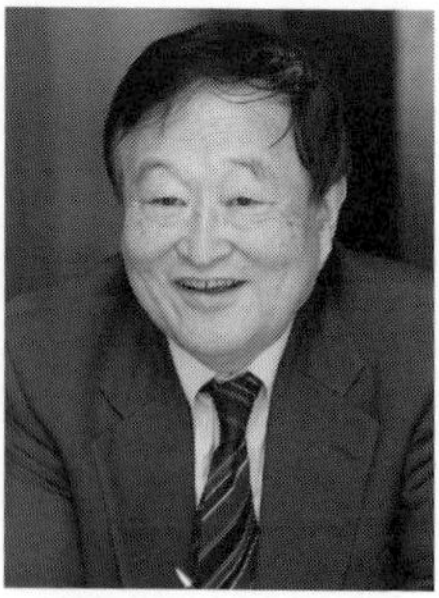

医学博士。日本老年医学会老年病指導医・専門医。桜美林大学名誉教授・招聘教授。（特養）町田誠心園最高顧問、日本応用老年学会理事長、HSOA Journal of Gerontology & Geriatric Medicine 編集委員。1937 年北海道生まれ。1965 年北海道大学医学部卒業。東京大学医学部第 4 内科医員、東京都老人総合研究所（現東京都健康長寿医療センター研究所）副所長、現名誉所員、桜美林大学大学院老年学教授、人間総合科学保健医療学部長を経て、現職。
学際的老年学の研究と教育を一貫して続けてきた。東京都知事賞、日本文化振興会社会文化功労賞、国際学士員（LAE）会員などを受賞。日本老年学会・日本老年社会科学会名誉会員、日本老年医学会特別会員、ほか 3 つの学会役員、5 つの公益財団法人の役員を務める。

長寿の嘘

2018 年 9 月 13 日　初版第一刷発行

著者	柴田博
SPECIAL THANKS	和田秀樹
カバーデザイン	HIRO
本文デザイン	谷敦（アーティザンカンパニー）
校正	桜井健司
編集	黒澤麻子　小宮亜里
発行者	田中幹男
発行所	株式会社ブックマン社
	〒 101-0065　千代田区西神田 3-3-5
	TEL 03-3237-7777　FAX 03-5226-9599
	http://bookman.co.jp

ISBN 978-4-89308-907-6
印刷・製本：凸版印刷株式会社